Gisela Schoeller

Heilung aus dem Ursprung

*Praxis der Initiatischen Therapie
nach Karlfried Graf Dürckheim und Maria Hippius*

Kösel-Verlag · München

Für Maria Hippius
und
Karlfried Graf Dürckheim

CIP-Kurztitelaufnahme der Deutschen Bibliothek

Schoeller, Gisela:
Heilung aus dem Ursprung: Praxis d. Initiat. Therapie nach Karlfried
Graf Dürckheim u. Maria Hippius/Gisela Schoeller.–München:Kösel,
1983.
ISBN 3-466-34072-1

ISBN 3-466-34072-1
© 1983 by Kösel-Verlag GmbH & Co., München.
Gesamtherstellung: Kösel, Kempten.
Umschlag: Günther Oberhauser, München.

Geleitwort

Ich freue mich, der vorliegenden Arbeit von Gisela Schoeller über die von Maria Hippius und mir entwickelte Initiatische Therapie ein Wort des Geleites mitgeben zu können.

Das Bemerkenswerte an diesem Buch ist, daß es durchweg aus eigener Erfahrung entstanden ist. In den Jahren ihrer Arbeit in unserem Zentrum hat es Gisela Schoeller sich nicht leicht gemacht, die verschiedenen Zweige unserer Initiatischen Therapie gründlich kennenzulernen und ihren Wahrheitsgehalt in der Überwindung eigener Schwierigkeiten ins Gespür zu bekommen.

Das vorliegende Buch ist ein Erfahrungsbuch und keine theoretische Abhandlung. Allerdings ist der Weise, wie die Erfahrung hier ins Bewußtsein tritt, eine metaphysische Grundkonzeption vorgegeben, die eine archetypische Formung und Abwicklung der Erfahrung bestimmt.

So hoffe ich, daß der interessierte Leser bei der Lektüre dieses Buches nicht nur eine Kenntnis einer neuartigen Form der Psychotherapie gewinnt, sondern schon beim Lesen Anregungen zu neuen Ansätzen der Arbeit an sich selbst empfängt.

Karlfried Graf Dürckheim

Inhalt

Einleitung

Vor nunmehr dreißig Jahren begannen Prof. Karlfried Graf Dürckheim und Dr. Maria Hippius in Todtmoos-Rütte im Schwarzwald ihre gemeinsame Arbeit, die sich allmählich als eine »Initiatische Therapie« herauskristallisierte. Beide kamen einerseits von der Ganzheitspsychologie Felix Kruegers, dessen Assistent Dürckheim von 1925–1932 in Leipzig war und bei dem auch M. Hippius promovierte, andererseits von der Gestaltpsychologie Friedrich Sanders. Diese Ausgangsbasis ließ es beiden 1948 fast selbstverständlich erscheinen, gemeinsam einen neuen Anfang zu setzen mit dem Ziel, zur Ganz- und Heil-Werdung des westlichen Menschen den ihnen möglichen Beitrag zu leisten. Von 1933 bis zu diesem Zeitpunkt hatten sie eine sehr unterschiedliche Weiterentwicklung genommen, die sie fruchtbar in das neue Werk einbringen konnten. M. Hippius, geprägt durch ihre graphologischen Studien, aber auch durch die Lehranalyse bei G. R. Heyer und die Begegnung mit Erich Neumann, »vertritt vor allem die tiefenpsychologische und archetypische Fundierung und Ausrichtung«.[1] Für Dürckheim, dessen geistige Entwicklung besonders durch Meister Eckhart und – infolge seines Japanaufenthaltes – durch die Weisheit des Zen-Buddhismus geformt wurde, bestimmen die »universalen, allgemeinmenschlichen Erfahrungsgrundlagen jeder lebendigen Religiosität den Grundcharakter seiner Therapie«.[2] Aus der fruchtbaren Synthese einer gemeinsamen Basis einerseits und der Verschiedenheit in der Eigenentfaltung andererseits entstand im praktischen Zusammenwirken das, was sich heute »Initiatische Therapie« nennt.

[1] Dürckheim, Erlebnis und Wandlung, S. 11.
[2] Ebd., S. 10.

11

Daß sich trotz aller Gemeinsamkeit in Arbeit und Zielsetzung die Eigenprägung eines jeden erhalten hat, macht gerade die fruchtbringende Spannung dieser Zusammenarbeit aus. – Ich werde aus diesem Grund den eigenständigen Beitrag beider gesondert besprechen.

Erster Teil
Grundlegung
der Initiatischen Therapie
bei Dürckheim und Hippius

A. Die Personale Anthropologie Dürckheims

Kapitel 1: Theoretische Voraussetzungen

1. Initiatisch

»Initiatisch« steht im Zusammenhang mit »Initiation«, der Einweihung in eine gewandelte und tiefere menschliche Seinsweise, wie sie in den Initiationsriten aller Zeiten gesucht wurde. J. Evola, auf den Dürckheim bei seiner Benutzung dieses Begriffes verweist, definiert »initiatisch« von der Ethymologie her als etwas, das »einen neuen Anfang setzt«. Das bedeutet jedoch, auf den Menschen bezogen, daß dieser die Möglichkeit besitzt, seine hinfällige Daseinsbedingtheit zu überschreiten auf eine »jenseitige« Seinsweise hin. Das Ernstnehmen dieser Fähigkeit, sich der »Transzendenzdimension« seines eigenen Wesens bewußt werden zu können, bedingt, daß der Mensch nicht darauf angewiesen ist, auf eine Erlösung gleichsam »von außen« zu warten, sondern daß er in eigener Verantwortung sich bereiten kann, jenes Transzendente in ihm selbst zu »erwecken«.

Parallel hierzu definiert Dürckheim »initiare« als: »das Tor zum Geheimen öffnen«, jenem Geheimen, das wir zutiefst selbst sind, jedoch in einer anderen Dimension. Damit gewinnt der »initiatische Weg« den Sinn, uns das Auge für jenes unsichtbare Andere im Sichtbaren zu öffnen. Das hat zur

Voraussetzung, daß wir Erfahrungen ernstnehmen, die uns mit der anderen Dimension in Verbindung bringen, und seien sie noch so zart und ahnungshaft.

2. Der doppelte Ursprung des Menschen

Wenn der Mensch eine andere Wirklichkeit ernstnehmen will, die jenseits der ihn umgebenden raumzeitlichen liegt, so muß er dazu fähig, d. h. daraufhin angelegt sein. Diese Überzeugung bringt Dürckheim zum Ausdruck, wenn er von einem »doppelten Ursprung« des Menschen spricht. Zwar ist er in ein raumzeitliches, irdisches Dasein hineingeboren, aber sein eigentlicher Kern »überschreitet seinen Ich-Horizont« und hat am Göttlichen teil. – Das ist für alle Glaubenden selbstverständlich. Auf dem Hintergrund einer Zeit jedoch, welche den Menschen auf die diesseitige Wirklichkeit und das, was er kraft seiner fünf Sinne und seines Verstandes begreifen kann, reduzieren möchte, ist es notwendig, dies dort neu hervorzuheben, wo es zum Ausgangspunkt einer Therapie gemacht wird. Denn damit ergibt sich eine völlig andere Sicht vom Menschen, als sie der Patient, der sich heutzutage mit seinen Störungen an den Arzt wendet, zu erfahren gewöhnt ist. Wenn der Mensch als einer verstanden wird, der sowohl einen natürlichen wie einen übernatürlichen Ursprung besitzt, dann heißt das, daß er grundsätzlich eine Gegensätze umgreifende Ganzheit ist und daß wir diese Tatsache nicht aus den Augen verlieren dürfen, wo es um Heilung von krankmachenden Störungen geht. Das kann dann nicht mehr nur bedeuten: ihn für das irdische Leben und die damit an ihn gestellten Forderungen wieder funktionsfähig zu machen, die Spannung und Wechselwirkung dagegen, in welcher die beiden Pole im Menschen zueinander stehen, unberücksichtigt zu lassen. – Für die Initiatische Therapie ist die Bezugnahme auf diese Tatsache wesentliche Voraussetzung, und gerade in dieser Hinsicht fühlt sich Dürckheim besonders Jung verbunden, sieht er in ihm doch den ersten Arzt und Psychologen, der es in unserer Zeit gewagt hat, die Grenzen einer pragmatisch ausgerichteten Wissenschaft zu überschreiten und mit dem »Numinosum« einen Faktor im Menschen ernstzunehmen, der sich nicht mehr wissenschaftlich einfangen und erklären läßt.

3. Die transzendentale Bedeutung der Ichwirklichkeit

Dürckheim ist in seiner langjährigen Erfahrung mit gestörten Menschen immer wieder solchen mit einem »verunglückten Ich« begegnet. Daher liegt ihm daran, die »transzendentale Bedeutung jener Wirklichkeit, deren Zentrum das Ich ist«,[1] aufzuzeigen, Neurose wird damit gleichsam zu einer »Verstellung der Transzendenz« durch ein fehlgeleitetes Ich.

Wenn wir von unserem Ich-Bewußtsein her die Welt zu erfassen suchen, spalten wir sie auf in Gegensätze: das Ich als Subjekt betrachtet von seinem Ich-Stand aus alles, was nicht mit ihm zusammenfällt, als Objekt, als Gegen-Stand, der ihm gegenübertritt. Gefühlsmäßiges und triebhaftes Erleben gehören jedoch zur Subjektwirklichkeit und haben daher »zuständlichen Charakter«. Sofern das Individuum sich ihrer bewußt wird, kann es auch sie gegenständlich festhalten. Transzendenz dagegen entzieht sich grundsätzlich jeder Einteilung in begriffliche Kategorien, denn sie ist »Leben, daher kann sie nur im Mitvollzug er-griffen, nie im Festhalten be-griffen werden«.[2]

Nur der Mensch als *ganzer* vermag dem Absoluten Raum zu geben, und darum bedarf es einer entsprechenden Bewußtseinsform für Transzendenz, die nicht in Gegensätze aufspaltet, sondern umfassend und ganzheitlich ist. Eine derartige Bewußtseinsform nennt Dürckheim »inständlich«, weil sich in ihr

[1] Dürckheim, Erlebnis und Wandlung, S. 179.
[2] Ebd., S. 195.

der Mensch seiner ursprünglichen Einheit im Seinsgrund »inne wird«. Das »inständliche Bewußtsein« ist ein höheres, ein übergegenständliches Bewußtsein. Was jemand in ihm auf einer höheren Ebene neu entdeckt, ist das gleiche absolute oder göttliche Sein, aus dessen Geborgenheit der Mensch mit dem Entstehen seines Ich-Bewußtseins herausfiel und von dem er sich dann zunehmend mehr entfernte. Da Ichwerdung notwendig zur Menschwerdung hinzugehört, ist auch die Entwicklung des gegenständlich begreifenden Ichbewußtseins artgemäß. Erst wo jemand darin verharrt, alles Begegnende als ein Dies und Das begrifflich einzuordnen und damit festzulegen, und wo er die mit solchem Ordnungsgefüge gegebene Sicherheit zum Grundprinzip seines Lebens macht, kommt es zur Erstarrung. Das Welt-Ich als Träger so gearteter Dogmatisierung gerät dadurch in Widerspruch zum innersten Kern, der zufolge seiner Wandlungstendenz immer neu alles in Frage zu stellen bestrebt ist.

Mit der Gewinnung einer neuen Sicht im »inständlichen Bewußtsein« hört die Welt der Tatsachen nicht auf, gegenständlich da zu sein, aber es geht nun darum, *im* Gegenständlichen Übergegenständliches wahrzunehmen als dessen innersten Kern. Denn die raumzeitlich bedingte Welt hat ihren letzten Sinn darin, »Darleibung« eines Über-Raumzeitlichen zu sein. So gesehen, erhält das rationale Denken einen neuen Zweck und Sinn, nämlich den: Lebensräume zu schaffen für das, was jenseits von ihm und über es hinaus liegt.

Es gibt kein Weitergehen auf dem initiatischen Weg ohne den Abbau der Vorherrschaft des gegenständlichen und ohne Einüben des »inständlichen« Bewußtseins.

4. Welt-Ich – Wesen – Selbst

Dürckheim unterscheidet zwischen Welt-Ich und Wesen einerseits, zwischen Wesen und Selbst andererseits.

Unter Welt-Ich versteht er das unter den jeweiligen Daseinsbe-
dingungen eines bestimmten Individuums gewordene Zentrum
seines Bewußtseins, dessen Horizont nicht über die natürliche
Weltwirklichkeit hinausreicht. An ihm werden Dinge, Werte
und Menschen gemessen. Das weltbezogene Ich sträubt sich
hartnäckig gegen jede Verwandlung. Es will fixieren können,
was es erlebt, will verteidigen, was es erreicht hat.

Diesem bedingten und gewordenen Welt-Ich steht das unbe-
dingte und ungewordene, weil von Anfang seines Daseins an
dem Menschen eingeborene »Wesen« gegenüber. Es meint die
individuelle, besondere Weise, in der sich das allumfassende,
göttliche Sein im Menschen verkörpert. Darum drängt es
immer schon auf die Auszeugung einer individuellen Gestalt
innerhalb des irdisch bedingten Daseins.

Das Wesen ist das sich nur in seiner Verwandlungsgestalt erfüllende,
individuelle Werdegesetz im Menschen. In diesem Gesetz ist die
Gerichtetheit auf Transparenz zugleich als Notwendigkeit, Verheißung und Verpflichtung am Werk. Die Verwandlungsbewegung
kommt zum Stillstand, wo anstelle des Wesens das Welt-Ich ohne
Verbindung mit dem Sein das Feld beherrscht, weil es im Tun wie im
Erkennen um das kreist, was feststeht.[3]

Erfüllt der Mensch den ihm mit seinem Wesen mitgegebenen
Auftrag zur immerwährenden Verwandlung, so bildet er die
ihm wesensgemäßeste Selbst-Form aus, das »wahre Selbst«.
Dieses ist jedoch erst die Endstufe einer langen Entwicklung
durch fünf Ebenen hindurch, welche jeweils einer wesensnot-
wendigen Ausprägung entsprechen, die er durchlaufen muß.
Die erste unter ihnen nennt Dürckheim die des »elementaren
Daseins«, die vorpersönlich und unbewußt abläuft und auf der
noch kein Selbst vorhanden ist. Über ihr bauen sich drei
Ebenen auf, auf denen der Mensch sich als bewußtes Selbst
erfährt: »als ein vor allem um Selbstbehauptung besorgtes
Ich«, »als ein am anderen orientierter, sich im Erkennen,
Dienen und Gestalten bewährender Geist« und als »eine sich

---

[3] Dürckheim, Der Ruf nach dem Meister, S. 122.

im Lieben erfüllende Seele«.[4] Als fünfte erhebt sich darüber
die Ebene der Transzendenz, auf welcher der Mensch in freier
Entscheidung und Verantwortung sich einer göttlichen Instanz
unterordnet und ihr die eigentliche Führung seines Lebens
überläßt. Auf dieser Ebene erst hat die Selbstentwicklung das
»wahre Selbst« erreicht. Das bedeutet, daß der Mensch zur
Voll-Person wird, in der die Integration von Welt-Ich und
Wesen zu ihrer Reife gelangt ist. Diese neue Einheit steht nicht
mehr unter der Dominanz des Welt-Ich, sondern ist durchlässig
geworden auf die ihr innewohnende Transzendenz hin. Auf
dieser Stufe sprechen wir vom individuierten Menschen, der
die ihm individuelle Form göttlichen Seins zur Entfaltung
bringt. Das Ich auf dieser Stufe ist insofern »weltkräftig«, als es
zwar *vom Wesen her,* aber *auf die Welt hin* lebt und wirksam
wird. Das Wirken des individuellen Menschen in die Welt
hinein entspricht dem »überweltlichen Sinn« seiner Existenz.
– Dem auf diese Weise gewonnenen »wahren Selbst« ist das
»inständliche Bewußtsein« zugeordnet.
Die Zugehörigkeit des Welt-Ichs zum natürlichen und des
Wesens zum übernatürlichen Ursprung läßt jedoch die Frage
nach der eigentlichen Entscheidungsinstanz zwischen den
Forderungen dieser beiden Seinsweisen offen. Es muß demnach ein »freies Bewußtseins- und Entscheidungszentrum«
geben, in dem beide Seiten gleichsam vor-bildlich miteinander
in Einklang gebracht sind. Dieses Zentrum selbst sieht sich
jedoch wieder einer übergeordneten Instanz verantwortlich,
welche billigt oder ablehnt und damit jenen »Kern der
Persönlichkeit« verkörpern muß, in welchem das göttliche Sein
als gegenwärtig lebt.

---

[4] Dürckheim, Im Zeichen der großen Erfahrung, S. 76.

Kapitel 2: Der Initiatische Weg

1. Der Beginn des Weges

Seinserfahrung

Der initiatische Weg ist die von einer Seinserfahrung ausgehende, Schritt um Schritt fortschreitende Einweihung, Einweisung und Einschmelzung in die gesetzliche Folge der Stufen, in der der Mensch aus der Oberflächenexistenz seines natürlichen Bewußtseins vordringt in die Tiefen jenes Bewußtseins, in denen sein Wesen als Erlebnis und Wirkkraft aufgehen kann.[5]

Eine »Seinserfahrung« öffnet das »Tor zum Geheimen« und steht damit am Beginn des initiatischen Weges. Sie ist ein Erlebnis von einbruchartigem Charakter, das einen Menschen zutiefst erschüttert oder beglückt, weil es ihn in seinem Wesenskern trifft und damit in seinem bisherigen Existenzgefüge zunächst einmal verunsichert. Etwas bis dahin Unbekanntes, Andersartiges ergreift ihn und läßt für eine Weile alles, was er bisher wußte, konnte und wollte, ungültig werden vor dem Aufleuchten einer Dimension, die zu benennen ihm die Worte fehlen. Es ist nicht ein äußeres Ereignis von umwälzendem Charakter – andere können von dem gleichen Geschehen völlig unberührt bleiben – das Erleben selbst ist von andersartiger Qualität, auch wenn die Situation selbst eine ganz alltägliche sein mag. Die Gespaltenheit in Subjekt und Objekt, die wir so sehr gewöhnt sind, funktioniert in einem solchen Augenblick nicht mehr. Der Betroffene nimmt nicht dies oder jenes wahr – er wird sich seiner selbst inne als durchdrungen oder bewohnt von einem Größeren. Was er erlebt, entzieht sich jedem Zugriff seines rationalen Bewußtseins, und er könnte hinterher meinen, er habe geträumt, wäre er nicht selbst ein anderer

---

[5] Dürckheim, Der Ruf nach dem Meister, S. 45.

geworden: kaum wagt er aufzutreten oder zu reden, aus Furcht, er könnte zerstören, was ihm soeben geschenkt wurde. Und versucht er, es in Worte zu kleiden, entschwindet es ihm so plötzlich, wie es erschien. Bewahrt er es im Erleben, steht er dem bisher Selbstverständlichen zunächst einmal fremd gegenüber und weiß nicht recht, wohin er gehört.

Seinsfühlungen

Es können auch kleine, hauchzarte »Seinsfühlungen« sein, die jemand mitten im Alltag anrühren. Doch nimmt er sie oft kaum wahr oder nicht ernst, weil er kein dafür geschultes inneres Organ besitzt. Beachtet er sie, ermöglichen sie ihm ein langsames Hineinwachsen in eine neue Dimension. So vernimmt einer das gleiche Rauschen des Wassers wie andere, aber *anders* als sie; er spürt mit den bloßen Füßen das gleiche taufrische Gras, aber es ist von anderer Qualität als bisher. Ein welkes Blatt, von der Sonne durchleuchtet, kann ihm Mittler werden zu einer anderen Dimension.

Die meisten von uns haben viele kleine Seinsfühlungen, wir müssen sie nur ernstnehmen und uns von ihnen zu einer neuen Ebene führen lassen in bewußtem Voranschreiten. Ist sie erreicht, kann der Mensch nur mit einem »initiatischen Sprung« sich von der bisherigen Determiniertheit durch äußere Autoritäten ab- und der Orientierung vom eigenen Wesensgrund her bewußt zuwenden.

Es gibt auch jene große Erleuchtung, im Zen »Satori« genannt, welche in einem Moment total überwältigt und verwandelt. Sie wird allerdings auch von Zen-Meistern nur ein- bis zweimal im Leben erfahren.

Geburt eines neuen Gewissens

Das Erlebnis einer Seinserfahrung ist vorläufig nur eine Verheißung, die noch keine Erfüllung garantiert. Sie ist vielmehr wie ein Keim, der sichtbar wurde und nun danach drängt, zur Frucht heranreifen zu dürfen. Die ergangene Verheißung birgt gleichzeitig einen Ruf zur Verwandlung in sich. Wer getroffen wurde und vernommen hat, erfährt zugleich eine unabweisbare Verpflichtung, sich in den Dienst der erfahrenen Wirklichkeit zu stellen. Es ist die »Stimme des absoluten Gewissens«, welcher der Mensch nicht ausweichen kann und deren Geburt damit zum »entscheidenden Kriterium der Gültigkeit« einer Seinserfahrung wird. Denn zum Erlebnis gehört die Wandlung, die nur dort erfolgt, wo der Getroffene nicht im Erlebnis steckenbleibt, sondern gleichsam eine Drehung um 180 Grad vollzieht. Das bedeutet, daß er von nun an nicht mehr sich selbst in den Mittelpunkt seiner Bemühungen stellt, sondern das göttliche Sein. Seine Aufgabe besteht fürderhin darin, für dessen Wirken in ganz individueller, vom Kern her vorgegebenen Weise transparent zu werden und sich Stufe um Stufe auf dieses Ziel hin zu bewegen. Erst dann ist ein Leben »initiatisch«.

Die Stimme des absoluten Gewissens ist identisch mit dem »inneren Meister«, der jenes »lebendige Urwissen« in uns verkörpert, das zugleich die Kraft besitzt, uns den Weg zur Verwandlung zu führen. Der »innere Meister« ist der Mensch selbst »als das bewußt gewordene Potential dessen, der er sein könnte und sein sollte«.[6] Um die Fühlung mit der wahrgenommenen Transzendenz nicht zu verlieren, bedarf es der Ausbildung eines inneren Organs, des »Spürbewußtseins«, das identisch ist mit dem bereits genannten »inständlichen« Bewußtsein.

[6] Dürckheim, Der Ruf nach dem Meister, S. 40–41.

2. Der Weg als Verwandlung

Umkehr

Verwandlung heißt immer: Umkehr. Sie ist besonders dann konstelliert, wenn die Entfremdung und Spannung zwischen Wesen und Welt-Ich unerträglich wurde, weil sich in ihr die verdrängte Einheit des Grundes zunehmend stärker als Widersacher bemerkbar macht. Das Leiden daran kann zur Chance werden, zu spüren, daß etwas ganz anderes sich auftun will. Da das Ich jedoch verstärkt um die Erhaltung seiner Position bemüht sein wird, kann mancher sich erst im Aushalten der letzten Angst und Ausweglosigkeit von seinen bisherigen Wertmaßstäben und Leitbildern lösen. Fast in allen Fällen ist ein ernüchternder Zusammenbruch der vorher gültigen Lebensauffassung unumgängliche Voraussetzung für echte Seinserfahrung. Es gibt kein »Ankommen auf dem initiatischen Weg ohne Scheitern auf dem natürlichen Weg«.[7] Das Ich gibt seinen Alleinherrschaftsanspruch erst preis, wenn es die äußersten Grenzen seiner Möglichkeiten erreicht hat. Denn das Streben nach Absicherung ist ihm oberstes Gesetz und verstellt ihm den Mut zum Risiko, sich auf Unbekanntes, dazu noch Unbegreifbares einzulassen. Ist einmal die Entscheidung für den initiatischen Weg gefallen, bedeutet das auch die Notwendigkeit, die bisherige Wertordnung radikal in Frage zu stellen und von einer neuen Basis her zu leben. Das kann unter Umständen heißen, einen gesicherten Beruf, eine nach außen intakte Ehe oder ein Klosterleben aufzugeben, wenn es sich für den vom Wesenszentrum geforderten Weg als Barriere erweist.

---

[7] Dürckheim, Vom initiatischen Weg. Im Gespräch mit Fr. Wulf, In: Geist und Leben, Heft 6/1977, S. 460.

Stirb und Werde

Wo alte Positionen oder Einstellungen sterben, geben sie neuen Raum. Darin kommt die in aller Schöpfung waltende Grundformel des »Stirb und Werde« zum Ausdruck, die als Grundgesetz initiatischen Lebens gilt. Immer neu muß die Vorherrschaft des Welt-Ichs *sterben,* damit die bereits angelegte, aber noch verstellte personale Gestalt *werden* kann. Wer dem natürlichen Ich abzusterben bereit ist, wird in seinem Wesen deutlicher in Erscheinung treten, denn anders kann das innerste Leben nicht in Fühlung kommen. Indem der Mensch das, was im vegetativen und animalischen Bereich autonom geschieht, in bewußte Verantwortung nimmt, kann er das Grundgesetz allen Lebens für sich fruchtbar machen. »Der Sinn jeden Todes ist das Leben, das er ermöglicht«,[8] und nur das Sterben eines bisher dominanten Ich kann Verwandlung bereiten.

Jedoch kann nur derjenige, der ein starkes Ich hat, es einem Größeren opfern. Wo zu wenig Ichstärke vorhanden ist, muß der Mensch erst einmal lernen, sich in der Welt zu behaupten. Denn das Welt-Ich ist nicht nur das kleine Ich, das es zu beseitigen gilt. Es ist auch groß, wenn wir es ethisch verstehen. Wenn z. B. jemand sein Leben läßt für andere oder um des Guten willen das Gute tut, transzendiert der Mensch sich ebenfalls. Das ist Größe im Sinne der Ethik, aber sie ist noch nicht initiatisch. Nicht alle ethisch Großen der Weltgeschichte waren auch initiatisch. Dagegen ist es denkbar, daß jemand einen Mord begehen und gerade durch diesen erst auf den initiatischen Weg kommen kann, weil erst das totale Scheitern auf dem natürlichen Weg ihm die Augen öffnet für eine andere Dimension.

[8] Dürckheim, Der Ruf nach dem Meister, S. 172.

Schattenbereinigung

Außer der Ich-Dominanz kann noch eine andere Kraft der Wesensverwirklichung im Wege stehen: der Schatten. Darunter sind diejenigen Eigenschaften unserer Seele zu verstehen, die für unser Bewußtsein auf der Schattenseite liegen, d. h. nicht gelebt werden – seien sie nun Verdrängungen oder bisher ungelebte Möglichkeiten. Denn ein An- und Aufgerufensein durch eine Seinserfahrung befreit noch nicht von dem Dunklen, das im Unbewußten unser Wesen verstellt, sondern es bedeutet, daß dieses Wesen blitzartig in Fühlung gekommen ist und der Mensch in einer Art tieferem Wissen erfahren durfte, als wer er eigentlich gemeint ist. Will er dieser ihm aufgeleuchteten Richtung seiner Entwicklung folgen, muß er sich notgedrungen auch mit seinen Schattenseiten auseinandersetzen. Hier setzt speziell die an Jung orientierte tiefenpsychologische Arbeit ein. Je mehr jemand seine Wesensverwirklichung behindert hat, um so größer der Schatten, der nichts anderes ist als »das Licht in der Gestalt dessen, was ihm im Wege steht«.[9] Sind es Fähigkeiten, persönliche Bedürfnisse oder Wünsche, die verdrängt wurden, handelt es sich um den persönlichen Schatten. Ist es aber der eigentliche Kern des Menschen, das Wesen selbst, so spricht Dürckheim vom »Kernschatten«, weil diese Verdrängung am meisten »die Ganzwerdung des Menschen in Frage stellt. In ihr besteht sein eigentliches Unheilsein.«[10] So wird das, was hellstes Licht sein sollte, das »Ur-Licht«, zum tiefsten Schatten.

[9] Ebd., S. 165.
[10] Dürckheim, Meditieren – wozu und wie, S. 82.

Der initiatische Weg verläuft nicht nach einem irgendwie von außen kommenden Plan, sondern nach einer inneren »Werdeformel«, die zur Verwirklichung einer bestimmten Lebensgestalt drängt. Diese je individuelle Werdeformel wohnt unserem Wesen von Anfang an als ein lebendiges »In-Bild« inne, das einen Anspruch auf Erfüllung und Bezeugung in wesensgemäßer Gestalt erhebt.

Dürckheim führt am Beispiel einer Blume aus, was damit gemeint ist:

Das Wesen einer Blume ist die Weise, in der sie angelegt ist zu einer bestimmten Gestalt. Das aber bedeutet zugleich: angelegt zu einem bestimmten Weg des Werdens und Entwerdens, der vom Samen zur Knospe, über die Blüte zur vollendeten Blume bis hin zur Weise ihres Welkens eine Gestaltformel erfüllt, die als Verwandlungsformel zugleich Bild und Weg ist.[11]

Das im Menschen zur personalen Gestaltwerdung drängende Inbild kann keine endgültige Form anstreben, da personale Gestalt nichts Statisches ist. Es ist eine »Werdeformel«, die sich nach einem ihr innewohnenden Strukturgesetz lebend durch immer neue Formen hindurch entwickelt. So kann jede Gestalt, in der das Inbild sich in der Welt darlebt, immer nur vorübergehend sein. Die auf die Entfaltung des je eigenen Wesens gerichtete und zu ihrer Verwirklichung drängende Dynamik des »Inbildes« wird »im Erleben als der vorgegebene Weg sollensartig bewußt«[12] und von Dürckheim deshalb als »Inweg« bezeichnet, weil dieser Weg zu uns selbst uns sozusagen »eingeboren« ist. Er ist der Weg zur Voll-Person, die dann durchlässig sein kann für das Hindurchtönen (personare!) des in ihr anwesenden göttlichen Seins.

---

[11] Ebd., S. 94.
[12] Sander, Inbild und Gestalt. In: Transzendenz als Erfahrung, S. 407.

Kapitel 3: Die Übung als Verwandlungsbewegung

1. Die Grundformel

Der initiatische Weg läuft nicht gradlinig einem Ziel zu, sondern kreist spiralenförmig um eine Mitte, die Wesensmitte des Menschen. Dieser gelangt zwar schon zu ihr, wo er endgültig den initiatischen Weg beschreitet, aber er befindet sich auf einem Weg, auf dem er nie ankommt, weil der Weg zu einer Verfassung, in der er »mit seiner Mitte einsgeworden« ist, selbst schon das Ziel ist.

Der Spiralenbewegung entspricht die für den Verwandlungsweg unerläßliche, treue Wiederholung der Übung. In rechter Weise geschieht sie gerade nicht durch ein auf Können und Leistung ausgerichtetes Training, sondern in gleichbleibendem Tun, das so einfach ist, daß die Aufmerksamkeit des fixierenden Ich dabei ausgeschaltet werden kann. Nur dann besteht die Möglichkeit, ganz offen zu sein für das, was von einem tieferen Grund her ins Erleben kommen möchte. Voraussetzung dafür ist jedoch eine ganz bewußte Wachsamkeit, damit ich mit meinem Tun eins werde, ja, gleichsam selbst dieses Tun werde. Dann erst kann ich als »Übender selbst geübt« werden, d. h. daß alte Fehlhaltungen »ausgefleischt« und eine neue, wesensgemäßere Haltung »eingefleischt« wird.[13]

In ihrer Grundform ergibt sich die Übung aus dem Rhythmus des Atems und meint daher für Dürckheim vorrangig eine Übung im Leibe: die Meditation »im Stil des Zen«.

Auf die Erkenntnis, daß jede innere Fehlhaltung sich auch äußert im »Leib, der man ist«, wird im Rahmen der »Persona-

---

[13] Dürckheim, Der Alltag als Übung, S. 54; ders., Werk der Übung. In: Geist und Leben, Heft 5/1972, S. 374.

len Leibtherapie« noch näher einzugehen sein. Sie ist ein wesentliches Ergebnis aus Dürckheims Zen-Schulung in Japan und hat ihn dazu geführt, den Leib als unerläßliches Medium in seine Therapie einzubeziehen. So ist Atembewegung in seiner Sicht nicht lediglich ein physisches Geschehen, sondern wird in der Meditation geübt als »eine Gebärde des Leibes, der man ist«[14] und wird damit zu einer Verwandlungsbewegung. So verstanden, wird auch der Ausatem nicht zu einem Herauslassen und der Einatem nicht zu einem Einziehen von Luft. Vielmehr wird der Ausatem in seiner ersten Phase erfahren als ein Sich-Loslassen von allen wesenswidrigen Haltungen, vor allem der Schulterpartie und damit des sich behauptenden Ichs, in der zweiten Phase als ein Sich-Niederlassen im Beckenraum als einem Raum ursprünglichen und tiefen Grundvertrauens. Im Einatem wiederum empfängt der Mensch sich zurück zu neuer Lebensgestalt, die geboren ist aus einer Freiheit zu schöpferischer Neugestaltung. So kann er im viergliedrigen Rhythmus des Atems: ausatmen – ausatmen – Pause – einatmen –, sofern er die Übung personal und in treuer Wiederholung vollzieht, sich ständig aufs neue aus seinen alten Fehlhaltungen lösen, sie einschmelzen in den Grund und aus diesem sich verwandelt geschenkt erhalten zu neuer Geburt.

Die geschilderte Übung im Leibe erstrebt zunächst eine Verankerung in der eigenen Mitte und damit eine Gewinnung eines neuen Schwerpunktes, der nicht mehr im Kopf, sondern im Bauchraum lokalisiert ist. Aufgrund seiner Symbolbedeutung als Raum neuer Lebenswerdung meint der Bauch-Bekken-Raum in personaler Sicht den »mütterlichen Raum der Verwandlung und die geistige Erde, die jede gewordene Form in sich aufnimmt, verwandelt und zu neuer Gestalt entläßt«.[15] Einem so gearteten Exercitium treu zu bleiben heißt: Schritt für Schritt einen inneren »Wegkörper« aufzubauen und parallel dazu den alten abzubauen. Das kann natürlich nicht ohne

---

[14] Dürckheim, Werk der Übung. In: Geist und Leben, Heft 5/1972, S. 379.
[15] Dürckheim, Der Ruf nach dem Meister, S. 123.

gleichzeitige Erhellung und Bearbeitung des eigenen Schattens geschehen. Größtes Geschenk eines solchen Verwandlungsweges ist ein »inständliches Bewußtsein«, welches das bisher gegenständliche ablöst und von nun an im Gegenständlichen das Übergegenständliche erschaut.

2. Der Alltag als Übung

Das Exercitium darf allerdings nicht auf die ein- oder zweimalige halbstündige Meditation am Tag beschränkt bleiben. Überall, wo immer gleiche Arbeitsbewegungen zu vollziehen sind, die nicht der vollen Aufmerksamkeit bedürfen, besteht die Chance, daß durch sie hindurch jene andere Dimension sichtbar werden kann. Jedes Tun unseres alltäglichen Lebens kann zu einer Übung auf dem inneren Weg werden, sofern es uns nicht auf das ankommt, was wir tun, sondern wie wir es tun. »Das, *was* wir tun, gehört der Welt. Im *Wie* bekundet der Mensch sich in seiner Haltung.«[16] Jedes Tun birgt in sich die Möglichkeit, es zu einer Gelegenheit werden zu lassen, von innen her und *ganz da* zu sein. So können wir unseren Alltag zum Weg einer nie endenden Übung machen.

[16] Dürckheim, Der Alltag als Übung, S. 16.

Kapitel 4: Die Initiatische Therapie

1. Das »Initiatische« in der Therapie

Die Wahl dieser Bezeichnung für die von ihm vertretene Therapie begründet Dürckheim folgendermaßen:

Da sie auf dem Ernstnehmen von Erlebnissen aufruht, die den Horizont des gewöhnlichen Ichs überschreiten, da sie die Erschließung der verborgenen Wirklichkeit sucht und eine Verwandlung des Menschen anstrebt, die dieser transzendenten Wirklichkeit entspricht, bezeichnen wir unsere Therapie als eine initiatische. Das Geheime, zu dem dabei das Tor geöffnet werden soll, ist nichts anderes als die unserem Wesen immanente Transzendenz als eine erfahrbare Wirklichkeit. Ihr Bewußtwerden und ihre Auszeugung ist Bestimmung des Menschen. Dieser Bestimmung entsprechen zu können, ist sein Heil. Diesem Heil-Werden zu dienen, ist der Sinn meiner Therapie. Denn heil wird der Mensch nur in dem Maße, als er den in ihm verborgenen Schatz finden und hervorleuchten lassen kann.[17]

2. Neurosenverständnis der Initiatischen Therapie

Allgemeines

Einer so verstandenen Neuorientierung von Therapie muß notgedrungen ein anderes als das übliche Verständnis von Neurose entsprechen. Für Dürckheim ist denn auch jede Form der Neurose eine Weise des Getrenntseins vom eigenen Wesen, und der neurotische Mensch leidet demzufolge nicht unter seinen Symptomen, sondern letztlich an der Trennung von seiner ureigentlichen Heimat, von seinem tiefsten »Zuhause«, freilich, ohne sich dessen bewußt zu sein. Gerade im Bewußt-

[17] Dürckheim, Erlebnis und Wandlung, S. 14.

sein solchen Getrenntseins aber läge für ihn die Chance seiner Heilung. Denn mit dem Innewerden des Mißklangs würde aus dem Widerspruch seiner Fehlformen zu seinem ureigensten Wesen ein Impuls geweckt, zu neuem Werden, das in der Voll-Person gipfelt, aufzubrechen. Denn zutiefst sehnt sich jeder Neurotiker nach Erlösung, aber er realisiert nicht, daß er selbst sich in Ketten legt und seinem Heil-Werden im Weg steht.

Ebensowenig wie Jung will Dürckheim damit eine biographische Verursachung neurotischer Zustände in Abrede stellen, z. B. durch Versagen von »Schlüsselfiguren der Kindheit«. Andererseits gilt für beide als selbstverständlich, daß mit dem Begriff der »psychischen Störung« die Konsequenzen eines solchen Versagens nicht erfaßt sind, sondern daß es die eigentliche existentielle Entwicklung in Frage stellt oder behindert. Dadurch wird jedoch zugleich eine Integration zwischen Ich und Wesen blockiert und wirkliche Individuation unmöglich gemacht. Folglich werden für Dürckheim Vater und Mutter, »metapsychologisch verstanden, Förderer oder Verhinderer des Einklangs mit der Ordnung des divinen Seins«.[18]

Denn wenn der Mensch gleicherweise im Diesseitigen wie im Jenseitigen beheimatet ist und wenn es infolgedessen Ziel seines Werdeprozesses ist, sein irdisches Dasein in einer Weise zu leben, daß das Göttliche hindurchschimmern kann, dann muß jede Störung dieses Prozesses das durch sie in seiner Entfaltung behinderte Wesen auf den Plan rufen. Je größer die Störung, um so stärker die Sehnsucht des Individuums, im eigenen Wesensgrund aufs neue Geborgenheit zu finden. In solcher Sehnsucht kommt einerseits deutlich die Entfremdung des neurotischen Menschen von sich selbst zum Ausdruck, andererseits ist sie aber auch Zeuge jener Kraft, die seiner Seele als Tendenz zum Wieder-Heil-Werden innewohnt.

Die »religiöse Bodenlosigkeit« des heutigen Menschen ist die eigentliche Wurzel für sein »Nicht-Heil-Sein«, und wenn eine

---

[18] Dürckheim, Erlebnis und Wandlung, S. 74.

Therapie nicht von der Einsicht in solche Heillosigkeit ausgeht, kann kein Heil-Werden im Sinne echter Individuation erfolgen, sondern immer nur Symptom- oder Partialheilung erzielt werden. Wo der Mensch der Gestaltwerdung seines Inbildes Widerstand entgegensetzt, bringt er das »Rad der Verwandlung« zum Stillstand und verhindert so wesensgemäße Reifung. Verhärtet er sich in Widerständen und in Anpassungsformen an die äußeren Umstände, kommt es zu einer Dauerstörung, einer Neurose, denn neurotische Mechanismen entstehen immer dort, wo das Individuum sich in irgendeiner Bewußtseinsform verhärtet. Ist jedoch eine Verhärtung so geartet, daß durch sie das Wesen selbst in seiner Formkraft entscheidend behindert, weil verstellt wird, spricht Dürckheim von einer »Kern-Neurose«, weil in solchem Fall ein »Mangel an Selbstgefügtheit aus dem Kern«[19] besteht und damit auch eine mangelnde Tragfähigkeit vom Kern her.

Als »Kern« bezeichnet er jene »Wirklichkeit, die uns im Grunde trägt, durchwirkt und umfängt und die von allen Wirklichkeitsgefügen unabhängig ist«.[19]

Eine Kernneurose wird damit zutiefst zu einer religiösen Störung, denn sie ist letztlich »ein Protest des Wesens, dessen Verwirklichung im Selbst verhindert wurde«.[20]

Sofern jemand unter einer solchen Krise leidet, kann sie für ihn zum Ausgangspunkt einer Verwandlung werden.

Fehlformen des Ich

Im Unterschied zum Tier zeichnet der Mensch sich dadurch aus, daß er auf seinem Entwicklungsweg zu gegenständlichem Bewußtsein erwacht, und es gehört zu seiner Tragik, daß gerade dieses Bewußtsein, dessen Zentrum das Ich ist, das eigentliche Wesen so oft in seiner Gestaltwerdung verhindert. Gehört Bewußtwerdung als solche artgemäß zur Menschwerdung, so

[19] Dürckheim, Durchbruch zum Wesen, S. 103; 105.
[20] Dürckheim, Erlebnis und Wandlung, S. 63.

führt ihre Hypertrophierung zu einer unheilvollen Schädigung eigentlichen Menschseins. Die natürlicherweise gegebene Spannung zwischen Ichwirklichkeit und Transzendenz vertieft sich zu einer Kluft, wo sich die Bewußtseinsform des Ich verabsolutiert und Wirklichkeit nur noch mit ich-bedingten Kategorien einfangen will. Die Spaltung kann sogar so weit führen, daß das Lebendige im Menschen versandet, weil subjektives Erleben nicht mehr ernstgenommen wird. Das Individuum ist gefangen in seinem »Ichgehäuse«, von dem es alles, was sich nicht in Kategorien einordnen läßt, als zu bedrohlich und daher als für es nicht existent fernhält. Es kann nicht reifen und sich wandeln, weil es den Formkräften seines eigenen Wesens gegenüber Barrieren aufgebaut hat, die einen Ruf von dort nicht durchlassen. Da es den »Halt im Unendlichen« verloren hat, muß es sich an dem festhalten, was in der Welt als sicher und feststehend gilt. Es ist also ein »Zuviel an Ich«, das den »Durchbruch zum Wesen« verhindert und damit eine Neurose verursacht.

Demgegenüber steht eine andere der Ich-Störung, der jedes »Ichgehäuse« mangelt. Der Mensch ist Halt-los und Gestalt-los, d. h. er hat gleichsam weder Boden noch Wände, um sich den Mächten seines eigenen Unbewußten und denen der Außenwelt zu widersetzen. Da er ohne Grenzen und eigene Form ist, fehlt ihm auch die Möglichkeit, sich zu distanzieren, und alles, was ihm begegnet, kann zu nah an ihn herankommen; er kann sich nicht abgrenzen. Da er auch zu seinem Wesen hin offen ist, kann er zwar Zustände tiefer Beglückung oder packenden Schmerzes erleben, aber was er erlebt, zerrinnt ihm »zwischen den Fingern«, weil er nicht vermag, es Gestalt werden zu lassen. So wird er nur überwältigt, nicht aber von seinen Erlebnissen geformt und daher auch nicht durch sie gewandelt.

Eine dritte Form der Ich-Störung ist die des »Harmonikers«, der mit seiner allzu großen Anpassungsfähigkeit an alle Situationen auf seine Mitmenschen einen verbindlichen und angenehmen Eindruck macht und daher meist sehr geschätzt wird. Gerade dieser Erfolg täuscht sowohl ihn wie seine Umwelt darüber hinweg, daß ihm die eigentliche Tiefe fehlt. So, wie er bei anderen nicht anstößt, läßt er auch an sich nichts wirklich herankommen und »hat immer eine Lösung, die ihn wenig kostet. Er tritt auf, ohne wehzutun, und tritt ab, ohne etwas zu verlieren«.[21]

3. Anliegen der Initiatischen Therapie

Einer Therapie, die bemüht ist, das Tor zum Geheimen im Menschen wieder zu öffnen, wird es in erster Linie darum gehen, den Neurotiker wieder in Fühlung mit seinem verlorenen Seinsgrund zu bringen. Das bedeutet gleichzeitig, daß sie versuchen wird, ihn in seiner personalen Mitte anzusprechen, damit er sich mehr und mehr von dort her an- und aufgerufen fühlt. Um diesen Auftrag erfüllen zu können, muß der Weg-begleitende Therapeut selbst im Urglauben verwurzelt sein. Nur unter dieser Voraussetzung kann er den Partner »in seinem Wesensgewissen« ansprechen und damit jene Sehnsucht nach Wieder-Heil-Werden anrühren, von der bereits gesprochen wurde. Erst, wo er dieser Sehnsucht gewahr wird, kann jemand auch für sein Versagen gegenüber wesensgemäßer Entfaltung Verantwortung übernehmen, statt sich in Opposition gegen verbiegende Instanzen seines früheren Lebens zu erschöpfen.

Dürckheim ist sich mit Jung zutiefst darin einig, daß der ganze Mensch nur durch Heilung vom Grund her erneuert werden kann. Er sieht gerade darin das unschätzbare Verdienst Jungs, daß dieser der bis dahin praktizierten »Kleinen Therapie« als einer Symptombehandlung und Neuertüchtigung für weltliche Aufgaben die »Große Therapie« gegenüberstellt, welche um die Wandlung des Menschen aus seiner Tiefe heraus bemüht

---

[21] Dürckheim, Vom doppelten Ursprung der Menschen, S. 69.

ist. In den Augen beider ist die Neurose nur ein mißglückter Individuationsweg und sind die heilenden Kräfte im Menschen daher zwar verschüttet, aber dennoch wirksam. Folglich muß es ihnen angelegen sein, diese Kräfte neu zu wecken, d. h. den »inneren Heiler« zu evozieren.

Wenn die Initiatische Therapie in der »Verdrängung des zentralen Kerns die eigentliche Krankheit«[22] sieht, muß die wirkliche Heilung einer Wiederbeheimatung in eben diesem Kern gleichkommen. Eine analytische Auflösung von Mechanismen, welche der neurotischen Abwehr dienten, sowie eine Schattenbereinigung sind nur Mittel auf diesem Weg, sofern sie notwendig sind, um den Durchbruch vorzubereiten oder ein Weitergehen auf dem initiatischen Weg zu gewährleisten. So wird eine solche Therapie z. B. einen Menschen mit starrem Ichgehäuse einerseits mit seinen Absicherungen konfrontieren, was am günstigsten über »personale Leibtherapie« möglich sein dürfte. Andererseits wird sie die geringsten Anzeichen für das Wachwerden eines tieferen Bereiches bei ihm sehr wichtig nehmen und ihm helfen, ein Organ dafür zu entwickeln, sie wahrzunehmen. Mit beiden Maßnahmen schafft sie erst einmal Bedingungen dafür, daß »Seinserfahrung« überhaupt stattfinden kann.

Für jede Form der Störung gilt, daß die Erfahrung der Trennung vom eigenen Wesensgrund Voraussetzung ist für ein Wiederfinden der Ganzheit auf einer höheren Bewußtseinsstufe. Denn »heil ist der Mensch nur in dem Maße, als er dem heilenden Grund gegenüber offen und zugleich fähig ist, dessen erneuernde, richtende und lösende Kräfte zuzulassen und ihnen zu gehorchen.«[23]

[22] Dürckheim, Meditative Praktiken in der Psychotherapie. In: Die Psychologie des 20. Jahrhunderts, Bd. 3, S. 1296.
[23] Dürckheim, Der Alltag als Übung, S. 59.

B. Die »Kerntherapie«
von Maria Hippius

Kapitel 5: Das archetypische Lebenspotential

1. Der Wesenskern

Initiatische Therapie will die noch unerschlossene Kernkraft des menschlichen Wesens als einen Heil- und Heilsfaktor bewußt machen, so daß sie mit dem Welt-Ich verbunden werden kann.[24]

Diese Aussage stellt kurzgefaßt das Programm der initiatischen Therapie dar, wie M. Hippius sie vertritt, und im Verlauf dieses Buches soll sichtbar werden, wie alle Arbeit in Rütte sich ständig neu an diesem Grundprinzip orientiert. Der »Heilsfaktor« meint das Gleiche wie das, was Dürckheim in seiner Sprache den »inneren Meister« nennt. Freilich muß der Therapeut sich von dem »inneren Meister« des Partners ebenso leiten lassen wie von seinem eigenen.
Es geht um die »*Kern*kraft« des menschlichen Wesens – eine Kraft, die dem innersten Kern unseres Wesens zu eigen ist. Sie hervorzulocken und fruchtbar werden zu lassen, ist Anliegen der »Kerntherapie«. Für sie ist dieser »Kern« etwas, was sich allmählich herauskristallisiert aus dem »Wesen«, einer Einheitswirklichkeit, die die Gegensätze noch in sich enthält – ohne differenzierte Mitte. Das bedeutet aber, daß noch kein Bewußtsein vorhanden ist, sondern daß in einem Prozeß

---

[24] Hippius, Negative Transzendenz. In: Rütte, Mitteilungsblatt Nr. 4, 1971.

fortschreitender Selbsterkenntnis die unbewußte Einheit erst »Kernung« gewinnen muß, damit aber auch aufgespalten wird in ihre bislang noch ungetrennte Gegensätzlichkeit.

Im Wesenskern ist für Hippius das Ganze der menschlichen Existenz ebenso keimhaft mitenthalten wie im befruchteten Ei der ganze Mensch oder im sogenannten »Schöpfungskeim« von Teilhard de Chardin der gesamte Kosmos. Das bedeutet, daß die im Wesenskern enthaltenen Kräfte des Menschen in gleicher Weise zu einer Ausdifferenzierung und Entfaltung drängen. Dabei ist eine Ganzheit, eine Vollständigkeit Ziel und wirkendes Prinzip zugleich. Es geht also letztlich um die »Ent-Wickelung einer zunächst noch undifferenzierten Kraft in einen Gestaltkreis, einen ›Wegleib‹, der bei methodischer Arbeit am Selbst im Spannungsbogen von Ursprung und Ziel innerlich wie äußerlich zur Ausbildung kommt«.[25] – Ein in dunkler Tiefe wirkendes, zunächst noch ungeformtes Potential, eine latente Hochpotenz, will sich entfalten zu einer Gestalt, die nicht von außen vorgegeben wird, sondern ihr selbst als Formprinzip keimhaft innewohnt. Denn diese dunkle Tiefe ist nicht chaotisch – wenn auch gestaltlos –, sondern sie enthält eine Virulenz, deren Dynamik Form finden will.

2. Der Ganzheitsfaktor

Unserer Psyche wohnt, laut Jung, ein entelechiales Prinzip inne, das gleichsam aus einer Überschau die gesamte Persönlichkeitsentwicklung zu einer unsichtbaren Ganzheit hinlenkt. Diesen Ganzheit bewirkenden Faktor bezeichnet Hippius als »Heil- und Heilsfaktor«, insofern er einerseits einem noch heilen Ursprung entstammt und andererseits gerade deshalb auch Heil wirken kann. Unter einem solchen Aspekt ergibt sich für den Therapeuten die grundsätzliche Aufgabe, jene, dem

---

[25] Hippius, Mündliche Mitteilung an die Verf.

Menschen zutiefst innewohnende, Heilkraft aufzurufen und zu unterstützen. Ist der Kern noch heil, ist auch die Keimfähigkeit für ein neues Bewußtsein vorhanden und erweckbar. Ohne sie ist die für den Individuationsprozeß nötige Bewußtseinsdifferenzierung nicht zu erlangen. Heil-Werden meint unter der genannten Voraussetzung, daß die bewußtseinsmäßig eingeengte oder überhaupt unbewußt gebliebene Kern- und Ganzheitskraft des Menschen wiederhergestellt wird und der Mensch sich neu in seinem Wesensgrund verwurzelt.

Diese Kraft ruht religionsgeschichtlich auf der Vorstellung von einem ganzheitlichen Urzustand des Menschen, aus dem er durch seinen Abfall, seine Sonderung (»Sünde«), herausfiel. Zu diesem Urzustand auf einer höheren Ebene zurückzufinden, wohnt ihm als Sehnsucht nach dem »Paradies« weiterhin inne. In der phylogenetischen Entwicklung ist damit der Weg aus der Komplexität, der Ureinheit des Unbewußtseins – d. h. aus dem »Uroborischen« – in die Differenzierung und Bewußtwerdung gemeint, die dem Menschen auf den Weg gegeben ist. Damit wird die ursprüngliche Doppel-Natur des Menschen sichtbar: »er ist Licht und Dunkel, Himmel und Erde, Geist und Materie, Mann und Frau zugleich, wird sich jedoch erst bei entwickelterem Ich seines Dualismus, seiner Geist-Trieb-Bedingtheit bewußt«.[26]

3. Der natürliche Mensch

In der Bipolarität des Menschen ist insgeheim eine Polspannung zum Wieder-Heil-Werden, zur Wieder-Einswerdung enthalten, die nicht die uroborische Struktur erneuert, sondern eine neue Ganzheit setzt, indem sie schöpferisch wirksam werden kann in einem Dritten, dem »Kind«. Innerpsychisch geschieht das in einer geistigen Wiedergeburt, einer schöpferi-

[26] Hippius, Negative Transzendenz. In: Rütte, Mitteilungsblatt Nr. 4, 1971.

schen Tat des Menschen, in der er sich als einer offenbart, der mit sich umgehen und sein Leben gestalten kann. Forschend erobert er die verschiedenen Lebensbereiche, und aus dem Zusammenspiel ihrer Möglichkeiten mit seiner eigenen Schöpferkraft erwachsen seine »Werke«. Sie machen ihn zum Menschen der konstruktiven Tat auf natürlicher Stufe, zu demjenigen, der – wie der »Gerechte« des Alten Testaments – Gott und den Menschen »wohlgefällig« ist.

Kapitel 6: Verfehlte und gelungene Entwicklung zur Transzendenz

1. Erste Grundform verhinderter Entwicklung zur Transzendenz

Es gibt freilich auch Menschen, die unterschwellig an einem paradiesischen Einheitszustand festhalten und ihr Anrecht auf ein vorpersonales Glücksgefühl nicht aufgeben wollen. Entweder suchen sie es in der Sexualität oder durch eine inzestähnliche Bindung an Vater bzw. Mutter in persönlichen, an Kirche oder Staat im kollektiven Bereich zu erhalten. Sie bleiben insofern »infantil«, als sie ihre geistigen Kräfte und Möglichkeiten nicht in eigener Verantwortung gestaltend einsetzen und in ihrer Religionsausübung zu unreflektiertem Schwärmertum neigen können. Wo sie jedoch in dieser Weise unbewußt leben und keine Differenzierung geschieht, wird auch eine Schattenbegegnung vermieden und damit keine Individuation in die Wege geleitet, da der uroborische Zustand erhalten bleibt.

Für Hippius ist dies eine der Grundformen von Verhinderung eines legitimen Schrittes in die Transzendenz. Wer sich den paradiesischen Zustand zu erhalten sucht, will die Kluft zwischen Stoff und Geist sowie die Unvollkommenheit des Menschen nicht wahrhaben. Wo in einer Art von »Selbstgerechtigkeit« das Ich nur Vertreter des Guten sein und das eigene »Böse« nicht anschauen will, wird der Mensch gespalten in eine helle Bewußtseins- und Wertwelt, mit der er sich identifiziert, und in eine dunkle, unbewußte Welt des schöpferisch Empfangenden, Sich-Ausgebärenden. Sie ist ebenso in ihm wirksam, auch wenn er sie leugnet. Das in der Ambivalenz der Pole austretende sogenannte »Böse« wird als Werk des »Teufels« angesehen, und die Auseinandersetzung mit dem

41

Bösen, das *draußen* gefürchtet wird, erfordert folglich viel Energie. Das Individuum, welches den Schatten projiziert, ahnt nicht, daß er eine Kraftquelle ist, eine im Unbewußten wirkende psychische Potenz, die nur einem solchen Bewußtsein feindlich erscheint, das sie nicht in ihrer wahren Natur erkennt und annimmt. Denn auch der Schatten steht im Dienst der inneren Ganzheit und ist potentielle Energie, die zur Verfügung stehen könnte. Der »Teufel« als Schatten Gottes existiert nicht losgelöst von der schöpferischen Wirklichkeit Gottes; sie zu erfahren wird unmöglich, wo das eigene Böse auf den Teufel projiziert und damit abgespalten wird.

2. Der vierdimensionale Mensch

Den eigenen Schatten kann nur derjenige anschauen, der die Begegnung mit dem Unbewußten in sich zuläßt und die »Quaternität auf sich nimmt«. Ein solcher Schritt bedeutet für ihn, das innere Uneins-Sein mit sich selbst bewußt zuzulassen, jenen Zustand, in welchem gleichsam alles auseinanderzustreben scheint.

Im »Geführten Zeichnen« springt dann das Dreieck ins Quadrat um oder die zyklische Spirale in eine viereckige; eine Andeutung von Ganzheit wird ahnbar. Sie hat sich jedoch so lange nicht erfüllt, als der innerlich zerrissene Mensch nicht bewußt in die »Ver-Irdischung« geht und seine eigene Erdhaftigkeit mit der ihr zugehörigen Unvollkommenheit nicht bejaht.

Auf der neuen Stufe wird es möglich, neben dem Ich auch das innere Nicht-Ich zu erfahren. Von jetzt an ist das Individuum bemüht, den Kontakt zwischen den beiden auseinandergefallenen Bereichen wiederherzustellen. An dieser Stelle setzt die tiefenpsychologische Aufarbeitung des Unbewußten ein.

Der in die Quaternität Geworfene erlebt sich zunächst als einer, dessen Werdenskräfte spannungsvoll erwacht sind. Er stößt aber gerade jetzt noch innen wie außen auf Widerstände, sofern er noch nicht wieder in einer Ganzheit steht. Er sieht sich ebenso durch eigene Schattenkräfte wie durch Umweltfaktoren eingeengt. Er erfährt sich mit der schwierigen Aufgabe der Auseinandersetzung mit Tod und Teufel konfrontiert und zum Kampf aufgerufen, da die verschiedenen Kräfte in ihm einander noch feindlich gegenüberstehen und sich noch nicht in einer neuen Einheit begegnen. Solange jemand jedoch *nur* aneckt oder *nur* kämpft, solange er noch leidet an der Einengung und Gebrochenheit, solange er den Tod nicht endgültig annimmt und überwindet, kann er »in der offenen Vier« zugrundegehen oder zerbrechen, denn es geschieht noch keine Verwandlung. – Daß sie vorläufig oder überhaupt ausbleibt, kann verschiedene Ursachen haben. Möglicherweise ist der Kern so tief versehrt, daß Verwandlungskraft kaum wirksam werden kann – eine Erfahrung, wie sie bei Drogensüchtigen, Suizidalen und Degenerierten häufig zu beobachten ist. Es kommt auch vor, daß unmittelbar vor dem Wendepunkt Angst den Menschen befällt und er sich lieber wieder elementar der Lust, dem Erfolg und der Macht verschreibt. Grund für die ausbleibende Verwandlung kann freilich auch der Mangel an Reife sein, der Zentroversion noch nicht zuläßt, d. h. es kann jenes überpersönliche Prinzip in der Psyche, welches zur Ganzheit drängt und führt, noch nicht wirksam werden. Erst die Stufe des »Helden« macht es möglich, das Kreuz auf sich zu nehmen und die Gegenwart der Zukunft zu opfern. Dann erst ist genügend Bewußtseinelastizität vorhanden, um die Notwendende Auseinandersetzung zwischen Außen und Innen, die Spannung zwischen dem der Gegenwart verhafteten Ich und dem auf Individuation ausgerichteten Selbst durchleiden zu können. Damit erfüllt der Held die ihm zukommende Aufgabe, Neues aus den Klauen des Alten und Beharrenden zu entbinden.

3. Der Einbruch der Vertikalen in die horizontale Daseins-Achse und die Erneuerung der Ich-Selbst-Achse

Wo der Held sich diesem Kampf stellt und den Einbruch des Numinosen zuläßt, wird die rein daseinsbedingte Horizontale von der das Ich überschreitenden Vertikalen, der Transzendenz, durchdrungen. Er hat das einengende Quadrat zum Kreuz gewandelt und kann sich damit des einbrechenden Numinosen als einer positiven Möglichkeit zu Neuschöpfung bewußt werden. Was ihn als »natürlichen« Menschen hätte vernichten können, wird ihm jetzt zum Heil. Während in der »negativen Transzendenz« die Ambivalenz von Geist und Materie verkappt erhalten bleibt, wird auf dieser Stufe die Beziehung zwischen dem vorpersonal Erdhaften und dem transpersonal Himmlischen wiederhergestellt. »Der Geist lebt sich ein in den Stoff und ruft ihn in seiner auch geistigen Potenz auf.«[27]

So geschieht bewußte Rückbindung (religio) an den eingeborenen Wesensgrund und an das umfassende transzendente Sein, aus dem der Mensch herausgefallen war –, dies jedoch auf einer Ebene, welche die Gegensätze übergreift. Die geheime Spannung des Achsenkreuzes, das durch Eingehen des Geistes in den Stoff entstanden ist, verdichtet sich in dessen Schnittpunkt als dem neuen Zentrum, aus dem heraus der Mensch zur »Voll-Person« werden kann. Dadurch wird das verlorene Gleichgewicht auf einer höheren Ebene wiederhergestellt. In die neue Mitte werden Trieb und Intellekt, die in zwei entgegengesetzte Kräfte aufgespalten waren, wieder eingebunden.

Der Weg zur Mitte im Kreuzungspunkt vollzieht sich nicht als ein allmähliches Hineinschreiten, sondern als ein Sprung – vergleichbar dem Quantensprung in der Physik. Es springt plötzlich etwas um in eine neue Erlebnisqualität. Was bisher nur rein kreatürlich und kleinmenschlich erlebt werden konnte,

---

[27] Hippius, Das geführte Zeichnen. In: Rütte, Mitteilungsblatt Nr. 6, 1973.

wird in dieser Qualität erstmals in seiner transzendenten Tiefe erfahren. Damit wird die »Ich-Selbst-Achse« wieder geschlossen: die Entfernung des Ich vom Selbst wird überwunden in einer neuen Einheit, in der das individuelle Ich sich nun in Übereinstimmung mit dem ihm zugehörigen und ihm übergeordneten Selbst erfährt. An die Stelle des alten Ego ist ein verwandeltes und ergänztes Ich-Selbst getreten, das dem Ganzen der Persönlichkeit dient. Diese vermag nun vom Kern her zu leben. Bisher ungefaßte Energien wurden angesprochen, formiert und stehen jetzt dem Ich zur Integration zur Verfügung. Der Mensch erfährt sich neu und in seiner Mitte begründet. Er spürt deutlich die Wirksamkeit des ihm innewohnenden »Heilsfaktors«, der ihn wie ein Kompaß in die für ihn gemeinte Richtung seines Werdens lenkt.

Kapitel 7: Störungen des Kerns

1. Formen von Kernstörungen

Bei schwerer Traumatisierung kann eine Kerngestörtheit zutage treten, die eine dem Entwicklungsgesetz entsprechende Ausfaltung des Kerns und damit die volle Menschwerdung verhindert. Dekompensationen oder eine Störung der natürlichen Bezogenheit zwischen Natur und Geist können auftreten. Ein Identitätsverlust zwischen der Evolutionskraft des Kerns und dem Ich kann eine Spaltung aus der Latenz hervorbrechen lassen; oder die Desintegration führt ins Kriminelle, weil das Ich nicht in Besitz nehmen konnte, was sich vom Selbst her entwickelte. Eine so geartete psychopathische Kernstörung läßt sich nur schwer beheben.

Eine andere Modalität der zentralen Gestörtheit ist die »Kern-Neurose«. Bei ihr ist der Kern als solcher nicht unheil, aber die Kernkräfte kommen in einen das Natürliche überschreitenden Prozeß, durch den Transzendenz wirksam wird, oder sie stecken noch im embryonalen Zustand, weil der natürliche Mensch aufgrund einer schicksalhaften Frustration nicht zu einer Expression kam.

Der Anlaß für eine verhinderte Entfaltung schöpferischer Anlagen liegt oft im Mangel eines frühkindlichen Dialogs zwischen Mutter und Kind. Sofern das Individuum dadurch von seinem eigenen Tiefenpotential ebenfalls abgespalten wird, kann – da die Mutter in der Urbeziehung für das Kind noch das Selbst repräsentiert – in der weiteren Entwicklung auch kein Dialog hergestellt werden mit dem, was aus dem eigenen Wesen dem Menschen entgegenkommt. Oder er vermag diesen aufsteigenden Kräften weder in sinnvoller Gestaltungsform noch im Wort Ausdruck zu geben. Er lebt getrennt vom

Bildgrund seiner Seele und seinen Instinkten, weil die Möglichkeiten, die nicht in Verwirklichung überführt werden konnten,
wieder ins Unbewußte zurücksinken.

2. Initiatische Schizoidie

Wo ein »kernneurotisches« Phänomen bei sensitiven Menschen, wie oben beschrieben, auf entwickelterer Stufe auftritt,
spricht Hippius von »initiatischer Schizoidie«. Es handelt sich
dabei um Menschen, die aufgrund der Abspaltung von ihrem
naiv-natürlichen Bestand in eine »transsubjektive Leere«
kommen. Weil sie sich weder in der gesellschaftlichen noch in
ihrer eigengeschichtlichen Wirklichkeit beheimatet fühlen
noch auch in der Lage sind, ein rein naturhaftes Leben zu
führen, fallen sie ihrer Umgebung als andersartig oder gar
»unnormal« auf. Was bei ihnen, wenn sich die äußere Lage
ungünstig zuspitzt, in Form eines Schizophrenie-ähnlichen
Schubs zum Ausbruch drängen kann, sind in Wirklichkeit die
an ihrer Entfaltung und Ausdifferenzierung verhinderten,
hochpotenzierten Wesenskräfte, die nicht länger unterdrückt
werden wollen. Besteht die Möglichkeit, daß ein Sensitiver in
einem solchen Zustand nicht in die psychiatrische Klinik
eingeliefert und mit Medikamenten ruhiggestellt wird, sondern
einen Therapeuten findet, der ihm hilft, die ihm fremden
Kernkräfte, die ihn zu überschwemmen drohen, zu kanalisieren und damit auch dem Bewußtsein zu integrieren, wird eine
Höherentwicklung im Sinn einer Individuation möglich.
Hier unterscheidet sich die initiatische Therapie wesentlich von
der pragmatisch ausgerichteten Psychiatrie. Der Durchbruch
hochpotenter Kernkräfte in einer Grenzsituation trägt den
Keim einer Neuwerdung in sich. Es geht darum, die darin
verborgene Entwicklungschance zu erkennen und eine zunächst noch als produktiv-chaotisch erlebte Tiefe zu strukturieren.

Menschen dieser Art können als »Initianden« angesprochen werden, insofern ihre bisher verhinderte Initiation auf einer neuen Stufe möglich wird und sie selbst dadurch zur Heil-Werdung gelangen können.

Es ist also auf Seiten des Therapeuten heute ebenfalls mehr Bewußtwerdung erforderlich: solange wir nur auf der Ebene des analytischen Therapierens bleiben und nicht wahrnehmen, daß bei einer großen Anzahl von Menschen der Sprung in eine andere Dimension das einzig Not-Wendende wäre, therapieren wir am Eigentlichen vorbei.

3. Zweite Grundform verhinderter Entwicklung zur Transzendenz

Wenn jemand bereits transzendente Antennen hat, so ist damit noch nicht garantiert, daß es zu einer Verwandlung kommt. Der »Verrat«, der auf dieser Stufe geschehen kann, ist von größerer Tragweite als eine Verfehlung auf der Ebene des »natürlichen Menschen«, denn jetzt geht es um die Verdrängung des »transzendenten Lichts«, der eigentlichen Geistseite des Menschen – und damit auch seiner Gott-Natur. Wo dies sich ereignet, verspürt derjenige durchaus die Verpflichtung, die ihm aus der Berührung mit der Transzendenz erwachsen würde, aber er verdrängt den Sprung zu ihr, weil er nicht in den Verwandlungstod gehen, sondern sein altes Ego noch erhalten will. Er befürchtet, seine ichhafte Position und die bürgerliche Wertschätzung zu verlieren; er hat vielleicht Bedenken, durch Anderssein auffallen zu können und auf seine Sicherung in der Welt verzichten zu müssen. Da sein Ego erhalten bleibt, hat er dann die Tendenz, das freigewordene energetische Potential destruktiv einzusetzen, um als Rädelsführer etwa, als Sektierer oder Terrorist »negativ transzendent« zu agieren. In jedem Fall bleibt er fixiert auf das, was sein altes Ich kann und will, und es fehlt ihm nicht an Virtuosität, sich den salto mortale zu ersparen. Je raffinierter er dabei auf seine äußeren Lebenserfolge bedacht ist, um so mehr wird er »besessen« von der verdrängten Lichtseite, die ihn verleiten kann, andere sehr geschickt zu manipulieren, auszunützen und zu blenden und dabei selbst ungeschoren zu bleiben.

In dieser Erscheinungsform sieht Hippius die zweite Grundform verfehlter Entwicklung zur Transzendenz, die eben gerade deshalb zur »negativen Transzendenz« wird, weil »statt Ichtod bei unbereinigtem Grund eine Ich-Amplifizierung eintritt. Das bereits zur Selbsterweiterung aufgebrochene Ich erhält eine höhere Potenz, schafft aber nicht den Zustand der reinen Leere. Es verwendet die Höherpotenzierung und Verfeinerung der Kraft, um machtvoll zu manipulieren.«[28]

Während das Individuum auf diese Weise seiner mächtig zu sein und die Materie zu beherrschen glaubt, verfällt es, weil es den Gegensatz in sich nicht ertragen kann, unbewußt-kompensatorisch erneut den archetypischen Mutterkräften, die eine bewußte Durchstrukturierung alles Gewordenen zu verhindern suchen. Es kommt zu keiner wirklichen Lösung. Der Mensch lebt weiterhin nur in der Horizontalen.

4. Grenzerfahrung des »Nichts« als Gefahr und Chance

Daß die Möglichkeit erneuter Verfehlung trotz eines bereits erlebten Einbruchs von Transzendenz besteht, ergibt sich aus der durch ihn verursachten Orientierungslosigkeit. Es geschieht Vernichtung des Alten: was vorher gültig war, hat plötzlich seinen Wert verloren; was bislang Sicherheit verlieh, ist zusammengebrochen, und das vorher Verläßliche trägt nicht mehr. Alles Wissen und Können des Welt-Ich hat sich verflüchtigt, und Neues ist noch nicht konkretisierbar.

[28] Hippius, Mündliche Mitteilung an die Verf.

In diesem Zustand kann jemand das Gefühl haben, bei vollem Bewußtsein »tot« zu sein. Er findet sich in einer Art »Niemandsland« vor, in dem er sich noch nicht auskennt und über das er noch nicht hinausblickt. Vermag er das so erlebte »Nichts« nicht auszuhalten, gibt er vielleicht Todessüchten nach, oder er verfällt in Trotz und Auflehnung dem Luziferischen. Denn das Überdimensionale, das bereits in seine Seele eingebrochen ist, läßt sich nicht mehr rückgängig machen. Wer es nicht annimmt, regrediert ins Primitive, d. h. er wird in irgendeiner Weise »dämonisch« oder brutal; oder er ist dem Zerbrechen der alten Form nicht gewachsen und fühlt sich dem Wahnsinn nah.

Es ist wichtig zu betonen, daß die genannte Desorientierung eine totale Erschütterung des *alten* Ich bedeutet – auch wenn sie nur vorübergehend ist. Denn durch den Drang nach Bewußtwerdung wird zunächst einmal alles gestört, auch das natürliche Leben. Der Mensch muß erst wieder einfach werden, und das kann nur durch eine zeitweilige Zerspaltung hindurch geschehen. Im Innern aber hat bereits »das Tao die Führung übernommen«.[29] Das entmachtete Ich spürt freilich noch nicht, daß ein »Überbewußtes« am Werk ist, das nur in diesem Zwischenzustand erstmalig zu vernehmen ist. Vor ihm gilt nicht mehr die nackte Alternative: entweder bin ich mit dem, was ich weiß und kann, oder ich werde zum totalen Zerstörer.

Es entsteht ein Neues, ein Drittes. Wo ein Mensch von seinem früheren, sinnlosen Standort aus hätte Suizid begehen können, erschaut er nun, gleichsam durch das erfahrene Nichts hindurch, einen tieferen Sinn, einen zarten, wegweisenden Faden, der Grundlage für ein neues Gewebe sein mag. – Solches deutet sich dem Menschen oft in Träumen und Zeichnungen an.

Aber nur derjenige, der die Sicherungen des alten Ego preiszugeben vermag, findet neues Leben. Er merkt jetzt mit einem Male, daß die vielen Ver-Sicherungen nach außen ein

[29] Jung, Das Geheimnis der Goldenen Blüte.

Ein-Stehen im Leben geradezu unmöglich machen, und daß er jetzt, nach dem Verlust der früheren Sicherheit, in die schöpferische Auszeugung seiner eigensten Möglichkeiten eintreten kann. Erst wo die Denkweisen und Gewohnheiten, an denen das Ich sich vorher orientierte, aufgegeben wurden, ist Raum für eine *Kern-Erfahrung* der Art, daß »ein neuer Gestaltkreis aufbricht und der Mensch legitim sich in seiner Ich-Transzendenz spüren kann. Damit setzt dann allmählich vom Kern her auch Differenzierung ein.«[30] Ich werde darauf in anderem Zusammenhang zurückkommen.

[30] Hippius, Mündliche Mitteilung an die Verf.

Kapitel 8: Die Therapie

1. Der initiatische Therapeut

Der heikle Zustand der »initiatischen Schizoidie« erfordert große Behutsamkeit auf Seiten des Therapeuten, gilt es doch, den Initianden selbst erkennen zu lassen, daß er das »Niemandsland« bewußt ausschreiten, erleiden und Ja dazu sagen muß. Nur so kann der Einbruch des Numinosen von ihm positiv aufgenommen werden und die »reine Leere« einer neuen Fülle Raum geben. Erst das Durchhalten der »Todeszone« ermöglicht Verwandlung – eine Erfahrung, welche die initiatische Therapie mit dem Zen-Buddhismus gemeinsam hat.

Damit hängt zusammen, daß initiatische Therapie nach dem Ereignis einer »Seinserfahrung« mit Übung zu koppeln ist. Ferner ist eine innere Haltung erforderlich, welche die Bedingungen dafür schafft, unter denen »Einleibung des Geistesgutes«[31] und Wandlung auf Transparenz hin geschehen kann. Der Therapeut hat eine Psychagogenfunktion, er ist Weggefährte und eher Katalysator als Analysator. Hinsichtlich der Übertragung spielt das Überpersönliche eine wichtige Rolle, d. h. daß der Therapeut aufgrund seiner eigenen Rückbindung an das göttliche Sein für den Partner auf dieses hin durchlässig und Mittler zur Transzendenz sein muß.

Im Rahmen der »initiatischen Schizoidie« begegnen dem initiatischen Therapeuten verschiedene Gruppen von Menschen: Es gibt solche, die bereits unumgänglich tief aus der Bahn geworfen sind, so daß ihre Erfahrungen und Schicksalswege einen bewußten Stellenwert erhalten und einem Selbstverständnis zugeführt werden müssen; das sind vornehmlich

---

[31] Hippius, Mündliche Mitteilung an die Verf.

hochsensible, zeitgenössische junge Menschen. Eine andere Gruppe bilden jene, die suchen und einen langen Weg gehen mit dem erstrebten Ziel eines »Einschlags«, der sie dann bestimmt. Sie leben meist in einem kollektiven Rahmen, an dem sie sich ständig reiben, weil sie Erfahrungen machen, für die das Kollektiv keinen Raum und keine Geltung hat. Je mehr sie darunter leiden, um so intensiver suchen sie nach einem hilfreichen Anstoß, der ihr Ungenügen an sich und der Welt verwandeln könnte. In ihrem Fall geht es zunächst einmal darum, diagnostisch das Feld abzutasten und die Bedingungen dafür zu schaffen, daß eine sinnvolle Differenzierung ihrer inneren Verwicklungen möglich wird. So lernen sie, aus ihrem Komplexverhaftetsein aufzubrechen, um ihre Erfahrungen im Spiegel ihres Bewußtseins zu reflektieren. Damit wird ihnen eine neue Weise der Selbsterfahrung und Ausfaltung eigener Möglichkeiten zugänglich.

Schicksalsschläge wie der Verlust eines Menschen, schwere Krankheit oder ähnliches sind meist Auslöser, daß Menschen spüren: Was bisher galt, stimmt nicht mehr, trägt nicht mehr. Es erhöht sich ihre Bereitschaft, in die Not-wendende innere Leere einzuwilligen. Wo diese dann angenommen werden kann, birgt sie als schöpferische Krise die Chance zu einem »Verwandlungssprung in die Verwesentlichung«.

2. Kriterien für Therapiefähigkeit

Ringen um Wesensverwirklichung

Im Anschluß an das Gesagte ergibt sich die Frage, wer zur initiatischen Therapie angenommen wird.

Nicht derjenige, der dem Schulbegriff nach als »Neurotiker« angesehen werden will, sondern jener, der zielsicher um seine Wesensverwirklichung ringt, obwohl er gleichzeitig auch neurotischen Fixierungen und Untermalungen untersteht. Auch kann derjenige, der psychotisch akut erkrankt ist und dessen

Unbewußtes auf psychotherapeutisch indizierte »Evokationsmethoden« nicht anspricht, für den Individuationsweg nicht
übernommen werden.

Gibt es überhaupt eine Indikation für »initiatische Schizoidie«? – Hippius erkennt eine solche einerseits aus den
Träumen, zum anderen aus dem Prozeßverlauf des »Geführten
Zeichnens«. Wenn es darin Anzeichen gibt, daß das Unbewußte sich entsprechend dem psychischen Entwicklungsgesetz
ausdifferenziert, ist das ein Kriterium, weiterzuarbeiten. Die
»eingeleibten Urgebärden des Seins«, vor allem beim Geführten Zeichnen, sind Modell für die Aufnahme der aus dem
Unbewußten freiwerdenden energetischen Potentiale. Sie verhindern die Inflationierung vom Kollektiven Unbewußten
her«.[31a] Durch das im »Exercitium« vorgeformte archetypische
Kräftespiel können hochkommende Kernkräfte aufgefangen
werden. Wenn es nicht möglich ist, daß der Proband sinnvoll
erscheinende Bildfolgen erbringt, ist das ein sicheres Zeichen
dafür, daß es zu Komplikationen in der Behandlung kommen
kann und man vermutlich mit dem Hinweis auf eine latente
Psychose rechnen muß.

Störung des natürlichen Lebenslaufs

Bei allen, die in Rütte Aufnahme finden wollen, wird eine
durch die Sinnsuche charakteristische Störung des natürlichen
Lebenslaufs erkennbar sein, so daß jemand nicht der gültigen
Norm entsprechend weiterleben kann. Sie ist ein Hinweis
darauf, daß Entwicklung zu mehr und feinerer Bewußtheit
geschehen möchte. Sie drückt aus, daß der Betreffende in
naiv-natürlich bedingter Daseinsangepaßtheit nicht mehr existieren und nicht produktiv sein kann, weil er mit dieser nicht
mehr identisch zu sein vermag. Für ihn gilt endgültig nicht
mehr, was für die große Menge gilt. Er braucht den Um-
schwung, um wieder ins Leben einsteigen zu können. Diese

[31a] Hippius, Mündliche Mitteilung an die Verf.

Möglichkeit tut sich für ihn jedoch nur dann auf, wenn er den Weg zu der Bereitschaft findet, den Allerweltsmenschen, auf den hin das Kollektiv normiert ist, in sich sterben zu lassen.

Hippius spricht in diesem Zusammenhang von einem »umbrochenen Kreislauf«, in dem das Gesetz des »Stirb und Werde« bereits ausgedrückt ist. Erst die Umbrochenheit befähigt zur Reflexion, zur Spiegelung neuer Seins- und Lebensqualitäten«[32], zur Selbstbegegnung mit Gewinn. »Kreative Umbrochenheit« meint ebenso wie »initiatische Schizoidie« eine Form verhaltener Initiationsdynamik. Anfangs war hinter einer angenommenen Maske noch eine gewisse Harmonisierung möglich, aber der Suchende fand kein Genügen mehr am Bestehenden, weil eine dauernde innere Unruhe ihn dazu nötigte, nach etwas Neuem zu suchen. Seine oft schmerzliche Reflexionsfähigkeit wird ihm zur wesentlichen Hilfe im Prozeß der Selbstwerdung. Ist er sich erst einmal seiner inneren »Kerbung« in ihrer vollen Bedeutung bewußt geworden, taucht oft in Träumen, Zeichnungen, Gedichten und anderen Spontanmanifestationen ein unwillkürliches Wissen darum auf, wo und wie Erneuerung möglich ist. Wird dieses Wissen wahrgenommen und vom Bewußtsein aufgegriffen, erfährt der Mensch sich als der, der er *auch* ist und in Wahrheit *sein könnte*. Er gewinnt allmählich die Chance eines Sprunges aus dem Bedingten seines Traumas heraus in einen neuen heilen Raum. Auf diese Weise kann er sein verloren scheinendes Leben in einem Bewußtwerdungsprozeß neu gewinnen.

3. Störung als Chance

Immer – und bei den genannten Störungen in besonderem Maße – sind die Verletzungen eines Menschen Nahtstellen, an denen ihm ein Überpersönliches aufleuchten kann, wenn es

---

[32] Hippius, Mündliche Mitteilung an die Verf.

ihm gelingt, über seine Schmerzpunkte hinweg zu einer Tiefenlotung zu kommen. Welche inneren Ergebnisse durch sie hervorgerufen werden, variiert je nach der Stufe, auf der das Individuum zu diesem Zeitpunkt steht. Je unbewußter einer ist, um so mehr wird er auch hin- und hergeschleudert werden. Oft muß er sehr tief in seinen bis dahin ihm unbekannten Schattenbereich hinabsteigen und sich dort austoben. Das kann sogar in Früh- und Primitivformen menschlichen Existierens, ins Monströse oder Dämonische, umschlagen. Manchmal ist eine falsche Weichenstellung erkennbar, aber selbst dort, wo es um die Bewältigung archaischer Zuständlichkeiten geht, bestehen Aussichten, einen Prozeß im Sinne des »opus contra naturam« durchzuführen.

Vielleicht ist dieses Phänomen dadurch verursacht, daß die betreffenden Menschen sich vorher allzusehr mit ihrer »Himmelsseite« identifizierten, als wären sie nicht auch kreatürlich bedingt, sondern reiner Geist. Das machte ihnen die Erde fremd und böse, und darum müssen sie wohl aus abgründiger Tiefe zurückholen, was sie so weit von sich verbannten. Da die Verachtung des »unteren« Bereichs ein Bedrohtwerden durch diesen zur Folge hat, müssen sie vielleicht erst einmal »Untermenschen« werden. Nach Neumann ist es ein Kennzeichen der patriarchalen Welt, daß sie die Kräfte der Tiefe in die Unterwelt verbannt, wodurch sie sich dann zu dem verkehren, was allgemein »Teufel« genannt wird. Ohne eine Auseinandersetzung mit dieser »verbannten« Seite gibt es jedoch keine Menschwerdung im eigentlichen Sinn. Und wer sich den dunklen Tiefenkräften im eigenen Innern stellt, hat auch die Chance, ihre Verwandlung in hilfreiche und verfügbare Energie zu erfahren. Es geht nicht um ein Besiegen der dunklen Kräfte in uns im Sinne einer Unterdrückung, sondern es kann immer nur um ihre Erlösung aus der Destruktivität und eine Verwandlung zur Konstruktivität hin gehen. In einem nächsten Schritt gilt es, solcherart neugewonnenes Potential zu differenzieren und zu strukturieren, um es integrieren zu können. Die Fähigkeit dazu wächst, je weiter jemand auf seinem Weg kommt, weil er dann mehr und mehr von der Kraft seiner eigenen Mitte getragen und sich seiner selbst bewußt wird. Daher ist im Individuationsprozeß eine so lange und intensive Arbeit erforderlich, um die »Bahnungen zu schaffen, auf denen die Hauptenergetik sich entladen kann, wenn sie aufbricht. Sind keine Bahnungen vorgegeben, kann es den Menschen zerreißen; oder eine Kern-Erfahrung würde nur eine zeitweise und partielle Erhellung schaffen, wo kein Individuationsprozeß angegangen wird. Der Voll-Mensch bildet sich nur dort heraus, wo Individuation in immer neuen Kräftespielen und mit immer feineren Brechungen in den Bewußtseinsspiegel kommt.«[33]

4. Inkorporierung oder Befreiung des Geist-Pols

Solche Spiegelungen meinen letztlich eine »Licht-Werdung« oder Vergeistigung dergestalt, daß der Mensch sein im Unbewußten verborgenes »lumen naturae«, den »Geist der Erde«, erkennt. Darum muß derjenige, welcher sich vor dem Sog der Erde allzu weit in den »Himmel« seines Geistes geflüchtet hat, auch wieder tief hinuntersteigen, um aus dem Schoß der Erde sein Licht zu befreien und sich neu in seinen Naturkräften verwurzeln zu lernen. Als Kriterium für die Möglichkeit einer initiatischen Therapie ist dabei zu beachten, daß die Vitalität nicht grob sein darf, sondern daß »der Logos-Geist schon bis in die Vitalwurzeln reicht«[34], damit die dunklen Tiefen erhellt werden können. Aus der Vertikalen muß der Lichtkegel in sie hineinfallen.

Ein Mensch, dem alles nur *widerfährt,* wie auf der pflanzlichen Stufe, oder einer, der nur *getrieben* wird, wie das Tier, bleibt dem Grobstofflichen *verhaftet* und ist noch nicht vergeistigungsfähig. Erst ein Bewußtsein, daß sich auf seinen *auch*

---

[33] Hippius, Mündliche Mitteilung an die Verf.
[34] Ebd.

stofflichen Ursprung *zurück*besinnt, wenn auch suchend und an ihm leidend, schafft die Voraussetzung dafür, daß die weibliche Erde ihm eine Nahrung gibt: innere, geistige Nahrung.

Wandlung der Persönlichkeit kann nicht geschehen ohne deren aktives Zutun, d. h. aber: nicht ohne bewußt gesetzte Akte. Damit wiederholt sich gleichzeitig ein »Geistzeugungsakt«, in welchem der Mensch »bewußtseinsmäßig« bereits vorgegebene Tatsachen nachholt und somit einholt. Der Mensch wird schöpferisch, indem er »hervorholt, was wir alle als ein Urgut in uns tragen: die Schöpfungsformel«[35]. Schöpfung ist immer Geburt aus der auf den Geist wartenden Erde, und wenn der, der sie verloren hatte, sich wieder bewußt an sie anschließt, gestaltet er sich neu als den vollen Menschen, den »zweiten Adam«. Dann regiert in ihm nicht mehr der Intellekt als ein losgelöster und gleichsam freischwebender Geist, sondern mit der Erdung des Geistes im Wurzelgrund der Leib-Seele wird der »doppelte Ursprung« des Menschen ernstgenommen. Damit wird eine Vergeistigung »von unten nach oben« möglich, und die Erde zeigt sich nicht in ihrer verschlingenden Seite, sondern als die »große Wandlerin«. Wo »psychologisch Ganzwerdung im Individuationsprozeß« geschieht, da wird die »Spaltung zwischen Himmel und Erde, zwischen Geist und Natur abgelöst durch ein Drittes, in dem ihr ursprüngliches Miteinander-Verbunden-Sein wiederkehrt und in seiner Ursprünglichkeit erfaßt wird. Das setzt aber voraus, daß der Mensch selbst zu dieser Ursprünglichkeit wiederkehrt.«[36]

Ob jemand seinen Geist wieder inkorporieren oder ihn – aufgrund einer einseitigen Naturverhaftung – befreien muß – immer geht es um eine Grenzüberschreitung seines bisherigen Lebens mit den in ihm gültigen Kategorien. Immer geht es darum, den Raum seines natürlichen Daseins von innen her sprengen zu lassen – was der Erleuchtungserfahrung im Zen entspricht –, um zum »Nichts der reinen Leere« zu kommen

---

[35] Ebd.
[36] Neumann, Die Bedeutung des Erdarchetyps, S. 48–49.

und von dort aus wieder neu Boden zu gewinnen. Dabei kann sich der notwendige Sprung in einer absoluten Form vollziehen, aber auch in der Weise, daß jemand in Stufen immer wieder ein neues Sterben und Werden erlebt, bis diese Erfahrung zu einer absoluten herangereift ist. Wesentlich ist in jedem Fall die Ausdifferenzierung und Aktivierung des Kerns, vor allem bei sensitiven Menschen, deren unbewußte Tiefenkräfte ohne entsprechende Durchstrukturierung »unheilvoll ausstrahlen« können.

Evozierte Kernkräfte müssen auf jeden Fall ans Bewußtsein angejocht werden, damit der betreffende Mensch mit diesem Potential umgehen kann und nicht von ihm umhergeworfen wird. Wo in langer und mühevoller Arbeit zuerst Bahnungen geschaffen werden und durch konsequentes Exercitium eine neue Verfassung schrittweise zu eigen wird, ist die Gefahr eines Umschlags in die »negative Transzendenz« kaum gegeben, weil das Individuum bewußt der verführenden Seite jener Tiefenkräfte entgegentreten kann und sie damit in die Verwandlung hineinholt.

Zusammenfassung

»Bewußtwerdung« zieht sich wie ein roter Faden durch den gesamten Individuationsprozeß: Bewußtwerdung des brachliegenden Kernpotentials, um es für ein volleres Menschsein nutzen zu können. Dieses Potential wird lebendig erst durch »Initiation«. Sie geschieht mit Hilfe von gezielt angesetzten Evokationsmethoden und zeichnet sich durch Transzendieren des bisherigen Lebens- und Ich-Horizontes aus. Die mit ihr gegebene Chance kann sich nur erfüllen, sofern jemand sich auf den Individuationsweg einläßt und das innere Gesetz seines Werdens annimmt. Wer den Ruf zur Initiation in seine Verantwortung nimmt, muß sich durch viele Schichten hindurcharbeiten und die fälligen Wandlungsstufen in ständigem

Sterben und Sich-Wiedergebären durchschreiten. Auf diesem Weg wird der natürliche Lebensfluß erst einmal gestaut werden, damit das »opus contra naturam« geschehen kann. Dann kann aus einem Baumstumpf ein neues »Reis entspringen«, jedoch »in einem umrissenen Gestaltkreis, nicht mehr aufgrund des natürlichen Wucherns und Wachsens«.[37]

So bildet Initiation den Anfangspol, die Individuation das Weg-Ziel des Individuationsprozesses. Im Vordergrund steht dabei die Verwandlung des *ganzen* Menschen, die vor allem ein Aufgeben des *alten* Ich erfordert, damit die Verbindung zwischen Ich und Selbst wiederhergestellt werden und der Mensch von seinem transzendenten Kern her leben kann. Zentrum des »homo totus«, des individuierten Menschen, ist dann ein neues Ich-Selbst, das alle bisherigen Gegensätze in einer neuen Einheit übergreift. Dieser neue Mensch ist gleichzeitig der »christförmige« Mensch, der die Gottnatur in sich zur Entfaltung gebracht hat, und das Verwandlungsmysterium, das Christus uns vorlebte, ist eigentlich ein Modell für jegliche Verwandlung überhaupt.

[37] Hippius, Mündliche Mitteilung an die Verf.

Zweiter Teil
Die Initiatische Therapie
in ihrer Bezogenheit
auf die Jungsche Psychologie

Kapitel 9: Die Initiatische Therapie und C. G. Jung

Vorbemerkung

Der Versuch, einen Zusammenhang zwischen Initiatischer Therapie und Jungscher Psychologie aufzuzeigen, will nicht ein Aneinander-Reihen von Jung-Zitaten als Belegen sein. Ebensowenig ist aber ein lückenloser Vergleich gemeint, der alle Unterschiede und Gemeinsamkeiten berücksichtigen würde. Sofern es mein Anliegen ist, die Initiatische Therapie in ihrem Selbstverständnis darzustellen, möchte ich in diesem zweiten Teil darauf Bezug nehmen, wo sie selbst ihren Standpunkt im Hinblick auf die Jungsche Psychologie sieht, inwiefern sie sich als schöpferische Weiterführung der von Jung begonnenen Therapieform versteht und wo sie an Erich Neumann anknüpft.

1. Das Numinose als erfahrbare Wirklichkeit

Wie bereits erwähnt, sah Dürckheim ein bahnbrechendes Ereignis der Psychotherapie darin, daß Jung den Mut besaß, den Rahmen einer bis dahin rein wissenschaftlich verstandenen Psychotherapie zu sprengen und die »nur« subjektive Erfahrung des Religiösen ernstzunehmen. Barz bezeichnet sogar die »Entdeckung der natürlichen Religiosität des Menschen als eines empirisch nachweisbaren Faktors als den Mittelpunkt der Jungschen Psychologie.«[38] Er bezieht sich dabei auf Jungs Erfahrung, daß letztlich jeder seiner Patienten, der die zweite

[38] Barz, Selbsterfahrung, S. 29.

Lebenshälfte erreicht hatte, daran krankte, sich keiner Religion zugehörig zu fühlen, dagegen geheilt war, sobald er eine echt religiöse Einstellung im Sinne eines Bezogenseins auf ein ihm selbst innewohnendes Göttliches gefunden hatte. Aufgrund derartiger empirischer Erfahrungen konnte Jung in seinem Erinnerungsbuch die Frage, ob ein Mensch auf Unendliches bezogen ist oder nicht, zum Kriterium für wahrhaft menschliches Leben erheben. Für das Verständnis dessen, was Psychotherapie in Gang setzen will oder sollte, hat er damit einen völlig neuen Akzent gesetzt. Zugleich ändert sich mit dem Ernstnehmen numinoser Erfahrungen und Erlebnisse Jungs Neurosenverständnis. Eine Neurose ist dann nicht mehr nur durch ein Kindheitstrauma bedingt, sondern gipfelt, sofern sie in der zweiten Lebenshälfte auftritt, in einem Verlust der symbolischen Einstellung. Das bedeutet, daß die spontane Beziehung zwischen dem Bewußtsein und dem Unbewußten als dessen Wurzelgrund verlorenging, oder, von der Seite des Unbewußten aus betrachtet: »die religiösen Ansprüche der Seele werden nicht wahrgenommen«.[39] Das besagt gleichzeitig, daß jemand in den Begebenheiten seines Lebens keinen Sinn mehr findet, weil er sich nicht mehr rückgebunden weiß an ein Größeres, das seinem Leben Sinn verleihen könnte. Der archetypische und damit transpersonale Faktor, der sinnstiftend wirken könnte, kann nicht mehr erlebt werden. Es hat eine Art Bruch stattgefunden, der Betroffene sieht sich allein auf sich selbst gestellt und wird erdrückt von seiner Einsamkeit. Eine bloße Symptomheilung könnte sein Leiden nicht verringern. Therapie muß umfassender sein, sie muß Rückführung zur ursprünglichen Ganzheit beinhalten. Der Weg dorthin wird zum »Individuationsweg«, einem Selbstfindungsweg, der ein zutiefst religiöses Geschehen darstellt.

Ob der Mensch sich an seinen transzendenten Seelengrund rückbinden kann, hängt jedoch von seiner Bereitschaft ab, sich von diesem führen zu lassen. Wo Therapie das Ziel einer so

---

[39] Jung, Seelenprobleme der Gegenwart, S. 78.

verstandenen Heil-Werdung nicht im Auge hat, kann sie nie den Menschen als ganzen erreichen.

Dennoch würde man Jung mißverstehen, wollte man glauben, ihm sei primär daran gelegen gewesen, seine Patienten zu einem religiösen Erleben hinzuführen. Vorrangig verstand er sich als Arzt, und als solcher beschränkte er sich auf empirisch Faßbares und ließ sich vom Tatsachenmaterial leiten. Er wollte kein »Guru« sein, der zu einem Weg initiierte und von »Seinserfahrungen« ausging. Seinen Auftrag sah er nicht als einen priesterlichen und damit auch nicht als einen überpersönlich gegebenen. »Jede tiefgreifende Behandlung« bestand nach seiner Meinung »zur Hälfte in der Selbstprüfung des Arztes«, der sich darum auch »getroffen und betroffen fühlen« darf vom Patienten. Denn »nur im Maß seiner eigenen Verwundung vermag er zu heilen«.[40]

In der ganz konkreten Praxis, wo Jung fortwährend mit entsprechenden Problemen seiner Patienten konfrontiert wurde, fühlte er sich allerdings auch genötigt, einzuräumen:

Ich kann es kaum verschleiern, daß wir Psychotherapeuten eigentlich Philosophen oder philosophische Ärzte sein sollten, oder vielmehr, daß wir es schon sind, ohne es wahrhaben zu wollen. Man könnte es auch Religion in statu nascendi nennen, denn in nächster Nähe der großen Konfusion des Urlebendigen gibt es noch keine Sonderung, die einen Unterschied zwischen Philosophie und Religion erkennen ließe.[40a]

Wo Jung die Betonung auf die Empirie legt, möchte er seine psychologischen Aussagen als empirisch fundiert und nicht als philosophisch-spekulativ verstanden wissen. Aus diesem Grund macht er z. B. weder eine philosophische noch eine theologische Aussage über Wesen oder Existenz Gottes, sondern beschränkt sich auf die Feststellung, daß er bei seinen Patienten Gott als eine psychische Wirklichkeit erlebt.

Wo das Göttliche in dieser Weise ernstgenommen und als ein »Numinosum« aufgefaßt wird, ist für Dürckheim und Hippius

[40] Jung, Grundfragen der Psychotherapie, Werke XVI, S. 124.
[40a] Jung, Psychotherapie und Weltanschauung, Werke XVI, S. 85.

das »Tor zur Initiatischen Therapie«[41] geöffnet und der Boden bereitet, auf dem Durchbruch zur Transzendenz und Leben aus ihr im Mittelpunkt einer Therapie stehen können.

2. Der Individuationsprozeß

Der Individuationsprozeß als »opus contra naturam«

Der Individuationsprozeß als zielgerichteter Prozeß der Selbstverwirklichung, durch den allein Ganz- und Heil-Werdung geschehen kann, ist nach Jung ein allgemeines Lebensgesetz. Als solches ist es ein naturgegebener Vorgang mit archetypischem Grundriß. Wo jedoch Störungen im psychischen Gefüge eine Neurose verursacht haben, bedarf der Mensch einer Wieder-Erneuerung, die sich nur in einer therapeutisch geleiteten Individuation ereignen kann. Jung nennt sie ein »opus contra naturam«, in dem der zum Wesen des Menschen gehörige Selbstwerdungsvorgang dem Unbewußten entrissen und in die bewußte Verantwortung des Individuums hineingenommen werden muß. Wo die Natur sich in gesunder Weise zu entfalten vermag, wie das bei naturverbundenen Menschen der Fall ist, wäre es Frevel, eingreifen zu wollen. Wo jedoch aufgrund eines ungesunden Zeitgeistes jemand zunehmend von seinem natürlichen Potential abgespalten wird und in eine unmenschliche Hybris hineintreibt, ist es wichtig und notwendig, um die Möglichkeiten zu wissen, in bewußter Verantwortung die im Kern der Psyche brachliegenden Kräfte zu ihrer wesensgemäßen Entfaltung aufzurufen. Die Natur kümmert sich von sich aus nicht um solche Regenerierung. Ihr geht es um die Arterhaltung, darum wuchert sie. Aber solches Wuchern bleibt unerlöst, und es ist das Anliegen des Individuationsweges, die Gegebenheiten der unbewußten Natur mit den Errungenschaften des bewußten Ich in ein fruchtbares Mitein-

[41] Dürckheim, Meditative Praktiken in der Psychotherapie. In: Die Psychologie des 20. Jahrhunderts, Bd. 3, S. 1296.

ander zu überführen. Zu diesem Zweck bedarf es jedoch einer Wandlung der bewußten Einstellung. Die aus dem Unbewußten auftauchenden Bilder und Symptome müssen bewußt gemacht und als Realitäten akzeptiert werden, die für die Gesamtpersönlichkeit mitbestimmend sind. Dabei übernimmt der in den unbewußten Bildern zutage tretende Heilfaktor die Führung, während dem Bewußtsein die Aufgabe der Wahl und Entscheidung zufällt, denn eine kritiklose Übernahme aller unbewußten Elemente würde eine Gefahr für die Gesamtpersönlichkeit darstellen. Sofern ein hybrides Ich jedoch einen einseitig-starren Bewußtseinsweg eingeschlagen hat, wird ihm von der inneren Ganzheit her eine Möglichkeit zu kompensatorischer Korrektur angezeigt.

Der Ganzheitsfaktor und der Archetyp des »Selbst«

Die unbewußte potentielle Ganzheit, von Jung »Selbst« genannt, versetzt mit ihrem Drang nach Bewußtwerdung das Ich in Unruhe, wird aber gerade dadurch auch zum Stimulans für eine mögliche Heilwerdung. Als Formprinzip, das allem Lebendigen innewohnt, ist diese Ganzheit Anfang eines Individuationsprozesses; als Ziel realisiert sie sich im »homo totus«, dem Menschen, der die in ihm angelegten Kräfte und Fähigkeiten zu größtmöglicher Entfaltung geführt hat. Das Selbst ist jedoch nicht nur Anfang und Ziel, es ist das Kleinste und gleichzeitig das Größte, es ist Licht und Finsternis, es ist absolute Paradoxie. Darum kann das Individuum nur über den Konflikt zu seinem Selbst gelangen und die an sich unvereinbaren Gegensätze auf der Stufe eines neuen Bewußtseins einen. Wo ein gestörter Bezug des Ich zum Selbst vorliegt, ist folglich das Bewußtsein nicht in der Lage, Bilder und Entwürfe des Unbewußten zuzulassen. Daher kann auch keine Wandlung geschehen. In diesem Fall werden im Außen Wiederholungsmuster aus einer gestörten Urbeziehung zur Mutter wieder auftauchen, in den Träumen dagegen wird der regulierende Ganzheitsfaktor virulent werden, um den Betroffenen zur

Übernahme eigener Verantwortung wachzurütteln. Denn die vom Selbst ausgehenden Impulse wollen wahrgenommen und in ihrer sinnstiftenden und zielorientierten Funktion akzeptiert werden. Nur wer sich diesen Impulsen stellt, darf erwarten, auf dem Weg der Selbstwerdung voranzuschreiten.

Im Vertrauen auf die Wirksamkeit dieses, den Menschen letztlich steuernden Ganzheitsfaktors werden in der Initiatischen Therapie gezielt Prozesse angelassen, um das »Kernpotential« – bei Jung »Ganzheitspotentialität« genannt – zu evozieren. Analog den aus der Kernphysik bekannten Vorgängen möchte Hippius den Selbstkern mit seiner energetischen Ladung zur Spaltung anreizen und eine Kernfusion einleiten. Da aber jede Hochpotenz ebenso zerstörerisch wie segensreich wirken kann, müssen die freigesetzten Kräfte eingebunden werden. Aus diesem Grund legt die Initiatische Therapie ein besonderes Gewicht auf die Inkorporierung der auftauchenden archetypischen Energien. Man könnte sagen, daß die gesamte initiatische Arbeit von Hippius um das Problem des »Kerns« kreist, und im Verständnis dieses Kerns unterscheidet sie sich in gewisser Weise von Dürckheim. Sie nennt ihn bevorzugt einen »Geist-Kern«, um auf die geistige Potenz dieses innersten Kerns des Selbst, der ja gleichzeitig das formgebende Prinzip ist, hinzuweisen. In konsequenter Anlehnung an Jung benutzt sie auch den Begriff des »Selbst« in seinem Sinne. Dürckheim spricht vom »Wesens-Kern« nur um der gemeinsamen Sprache willen. Im Grunde meint er mit dem Ausdruck »Wesen« bereits das Gleiche. Wo Jung mit »Selbst« das Zentrum des Menschen anspricht, »aus dem die *Anfänge* des ganzen seelischen Lebens entspringen«[42] und in dem auch die Ganzheitstendenz vorgegeben ist, spricht Dürckheim vom »Wesen«. Wo das »Selbst« bei Jung dagegen *Ziel* des Individuationsweges und *neues Zentrum der Persönlichkeit* sein will, in dem die Gegensätze von Bewußtsein und Unbewußtem in neuer Weise geeint sind, benutzt auch Dürckheim diese Bezeichnung, unter Hinzufü-

---

[42] Jung, Die Mana-Persönlichkeit, Werke VII, S. 261.

gung des Wörtchens »wahr«. Das »wahre Selbst« als »Integration von Welt-Ich und Wesen« glaubt er bei Jung unter diesem Namen gefunden zu haben; ich konnte jedoch diesen Ausdruck als solchen nicht entdecken, sondern nur die Formulierung Jungs, das Selbst sei die »wahre und umfänglichere Persönlichkeit«.[43] Dürckheim betont, daß das »wahre Selbst« nicht mehr identisch sei mit dem indischen »Atman«, weil es weltkräftig ist, was für das Atman nicht zutrifft. Hier scheint mir Jungs Vergleich zu wenig differenziert, weil er dabei nicht berücksichtigt, daß er selbst zwei verschiedene Bedeutungen als »Selbst« benutzt und daß das »Atman« zwar dem Selbst als dem ursprünglichen *Kern* der Persönlichkeit entspricht, nicht aber dem Gesamt der Persönlichkeit als Ziel des Individuationsweges. Eine Betonung der Weltkräftigkeit, d. h. eines Hinauswirkens *in* die Welt, vermißt Dürckheim überhaupt bei Jungs Ziel-Selbst.

Die verschiedenen Stufen des Selbst als notwendige Ausgestaltungen im Rahmen der menschlichen Entwicklung sind bei Dürckheim vorläufige Selbst-Gestaltungen, insofern der Mensch sich in ihnen als seiner-selbst-bewußt erlebt. Es ist also hier – wie ich es verstehe – zwar die Ich-Persönlichkeit gemeint, aber nicht, soweit sie von der Welt bestimmt, also »Welt-Ich« ist, sondern als eine unvollkommene Selbst-Stufe, auf welcher das Individuum selbständig und selbstbewußt sich und der Welt gegenübertreten kann und bereits in einer Hinordnung auf das Ziel des »wahren Selbst« steht.

Um Verwischungen im Gebrauch des Begriffs »Selbst« vorzubeugen, scheint mir ein Hinweis auf diese Unterschiede wichtig. Darum entbehrt meiner Meinung nach die Äußerung Schlegels in seiner Darstellung der Dürckheimschen Anthropologie[44] – was er über das Selbst als numinose Erfahrung bei Jung referiert habe, könne genausogut von Dürckheim stammen – gerade des wesentlichen Zusatzes: wenn man für Jungs »Selbst« den Begriff »Wesen« einsetzt.

[43] Jung, Zur Empirie des Individuationsprozesses, Werke IX, 1, S. 331.
[44] Schlegel, Grundriß der Tiefenpsychologie, Bd. 4, S. 309.

Der Schatten

Die Konfrontation mit dem Schatten – innerhalb des Jungschen Konzepts ein unerläßlicher Meilenstein auf dem Individuationsweg – wurde in ihrer vollen Bedeutung in die Initiatische Therapie übernommen. Es handelt sich dabei um das Zulassen der »dunklen Seite«, sei es, daß diese als unmoralisch, unästhetisch oder unsozial der Verdrängung anheimgefallen war, sei es eine völlig unbekannte und unentfaltete Wesensseite, die bisher noch nicht Ausdruck finden durfte, aber einen durchaus positiven Charakter trägt. In beiden Fällen handelt es sich um eine uns Menschen zugehörige Eigenschaft, die unbedingt zur Ganzheit der Persönlichkeit dazugehört, aber unbewußt ist und infolgedessen im Laufe des Individuationsprozesses bearbeitet und integriert werden muß, um bewußt zu werden. Während der sogenannte »persönliche Schatten« weitgehend mit dem zusammenfällt, was Freud unter dem Unbewußten verstand und was seine Wurzeln in der Kindheit hat, so ist der »kollektive Schatten«, den Jung davon unterschieden wissen möchte, von ganz anderer Qualität. Er betrifft Äußerungen des Kollektiven Unbewußten, und wir erlangen erst dann Zugang zu ihm, wenn wir die im persönlichen Schatten gebundenen Energien integriert haben, weshalb er auch in Form einer mythischen oder sonstigen Gestalt des Kollektiven Unbewußten auftritt und die in jedem von uns vorhandene Bereitschaft zum Dunklen verkörpert.

In der Begegnung mit dem persönlichen Schatten ist es nicht so sehr die Aufarbeitung von verdrängten Fähigkeiten und Bedürfnissen, die zum Problem wird. Nach Auffassung von Dürckheim und Hippius läßt vielmehr die Geistseite, die ein Mensch nicht mitleben ließ, ihn an der Verhinderung seines Wesens leiden. In der Auseinandersetzung mit dem »verdrängten Licht«, dem »dunklen Gott«, widerfährt ihm eine

absolute Begegnung, an welcher er entweder im Wahnsinn oder im Kriminellen zugrundegeht, oder durch die er zu einem Erleuchteten wird, wenn er sie zuläßt. Sie ist eine Todesbegegnung, an der man heil werden kann. Der verdrängte Licht-Geist-Funke pervertiert in verhängnisvoller Weise den Status des Menschen und drängt ihn zur Aufrechterhaltung einer inneren Ambivalenz zwischen Geist und Materie. In jeder Form der negativen Transzendenz findet eine derartige Verdrängung statt.[45]

Dieser Erscheinungsweise des Schattens ordnet Hippius den Begriff »Kern-Schatten« zu. Er wird von Dürckheim folgendermaßen definiert: »das nicht zur Manifestation zugelassene Wesen«. In der Jungschen Diktion entspricht er dem »nichthumanen Archetyp, dem gefährlichen Aspekt der nicht anerkannten dunklen Hälfte des Menschen«.[46]

Nach Hippius leben wir heute in einer Zeit, die uns im Vergleich zu derjenigen Jungs in einem weit größeren Ausmaß das abgründig Böse der menschlichen Seele erleben läßt, sei es im Terrorismus oder im zerstörerischen Umgang mit den Atomkräften. Diese Tatsache erfordere konsequenterweise mehr als nur Bewußtseinserweiterung. Es bedürfe der Entwicklung bestimmter neuer Funktionen zur Meisterung der archetypischen Kräfte, da der Mensch ihnen nur so lange unterworfen sei, als er nicht zum »artifex«, zum »Täter« werde. Das aber bedeute: verantwortungsvoller Umgang mit dem Kernpotential.

Seit es Mondlandung, Atomzertrümmerung und andere Phänomene eines fast übermenschlichen Könnens gibt, hat sich – so Hippius – die energiegeladene Potenz des Menschen mit all ihren positiven und negativen Möglichkeiten eröffnet, so daß wir lernen müssen, mit ihr umzugehen, um nicht eines Tages von ihr überrollt zu werden. Unsere heutige Zeit kann es sich nicht mehr leisten, die »schlafenden Hunde lieber nicht zu wecken«, sondern muß die neuen Gegebenheiten ernstnehmen. Das versucht die Initiatische Therapie mit Hilfe eines disziplinierten Exercitiums, welches Bahnungen schaffen soll, um eine Handhabung der durch Spaltung des Kerns freigewordenen energetischen Kräfte zu ermöglichen und den Menschen

[45] Hippius, Negative Transzendenz. In: Rütte, Mitteilungsblatt Nr. 4, 1971.
[46] Jung, Die Archetypen des Kollektiven Unbewußten, Werke VII, S. 105.

71

mit seinem Wesenskern in Berührung zu bringen. Mit der Einbeziehung des übermenschlichen Potentials in das persönlich-menschliche Leben glaubt die Initiatische Therapie das Jungsche Konzept erweitert zu haben.

Die Transzendente Funktion

Das »Überwachsen der Probleme«[47] – ein wesentliches Ziel therapeutischer Arbeit im Sinne Jungs – bedeutet gleichzeitig eine veränderte Einstellung des Bewußtseins. Sie wird »durch die Auseinandersetzung mit dem Unbewußten erzielt« und gipfelt in der »transzendenten Funktion«[48], welche die Kluft zwischen Bewußtsein und Unbewußtem überbrückt, so daß beide erhalten bleiben, aber sich nicht mehr bekämpfen oder ausschließen, sondern in einem ständigen Dialog miteinander stehen. Einseitige Energieladungen auf der bewußten oder unbewußten Seite werden dadurch ausgeglichen. Dieser Vorgang vollzieht sich beim nicht-gestörten Menschen naturhaft. Wo jedoch die Gerichtetheit des Bewußtseins zu einseitig ist und daher den selbstregulierenden Einfluß der unbewußten Psyche ausschaltet, um seiner beunruhigenden Gegenwirkung zu entgehen, tritt ein Zustand ein, der den Eindruck macht, als wolle das Unbewußte die bewußte Gerichtetheit noch verstärken. In einem solchen Fall genügt es nicht mehr, allein die Träume anzuschauen, da die kompensatorische Wirkung in ihnen nicht mehr zutage tritt. Eine »Kunsthilfe« ist notwendig, um aus den Tiefenschichten der Seele Bilder hervorzulocken. Mit der »Aktiven Imagination« entdeckte Jung eine solche Möglichkeit, mit dem Unbewußten in direkten Kontakt zu treten. Das kann über verschiedene Medien geschehen – je nach Neigung oder Begabung eines Analysanden.
Ob es im Malen, plastischen Gestalten, in Wort oder Tanz geschieht, ist nicht entscheidend, sondern vielmehr, daß der

---

[47] Jung, Das Geheimnis der Goldenen Blüte, S. 12.
[48] Jung, Die Mana-Persönlichkeit, Werke VII, S. 241.

Betroffene nicht bei einer Passiven Imagination stehenbleibt, d. h. bei der Darstellung seiner Probleme mit Hilfe eines Mediums. Was »Aktive Imagination« zu einer wirklich *aktiven* macht, ist ein zusätzliches Element: daß der jeweilige Mensch aktiv in seine Phantasiegestaltung eintritt und eine ethische Entscheidung trifft.

Der imaginative Vorgang vollzieht sich in drei Stufen: im Auffinden gefühlsbetonter Inhalte mittels des Gestaltungsprozesses, im anschließenden Verstehen solcher Gestaltungen und zuletzt in der *bewußten* Auseinandersetzung des Ichs mit den aufgetauchten Inhalten. Nur wenn diese Auseinandersetzung ganzheitlich – nicht nur verstandesmäßig – geschieht, kann die transzendente Funktion wirksam werden und eine neue Seinsstufe ermöglichen, die von einer übergegensätzlichen Einstellung getragen ist.

Insofern diese Methode geeignet ist, seelische Verfaßtheiten zu evozieren, liegt meines Erachtens hier ein wesentlicher Ansatzpunkt für Initiatische Therapie. Sie geht insofern einen Schritt weiter, als der systematische Einsatz von Evokationsmethoden bei ihr einen zentralen Platz einnimmt. Dies geschieht im »exercitium« als einem bewußten Einüben und Ein-Bilden archetypischer Urformeln. Ein wesentliches Kriterium ist ferner, daß das in der Auseinandersetzung mit dem Unbewußten Erkannte auch »eingefleischt« werden muß, um es im Alltagsleben wirksam werden zu lassen. Nicht die gewonnene Seinsstufe als solche ist das Letzte, sondern die Bewährung in der Welt. Hippius betont: »Im Unterschied zur Jungschen Schule ist für uns Selbstverwirklichung in vollgültiger Weise nur zu verifizieren, wo leibhaftes Tun und Sich-Verwandeln von Anfang bis Ende ins Exercitium genommen sind.«[49]

Die Bedeutung des Leibes für die Psychotherapie

»Leibhaftes Tun« spricht die Bedeutung des Leibes an. Er spielt in der Tat eine nicht zu unterschätzende Rolle in der

[49] Hippius, Beitrag aus der Werkstatt. In: Transzendenz als Erfahrung, S. 83.

Initiatischen Therapie. Andererseits sieht Dürckheim gerade darin die entscheidende Lücke in Jungs Therapie, daß dieser den Leib als sichtbaren Ausdruck seelischen Geschehens außer acht läßt. Mag sein, daß Jung hier noch zu sehr seiner naturwissenschaftlichen Arzt-Haltung verpflichtet ist, nach welcher der Mensch einen Körper *hat,* nicht aber ein Leib *ist.* Für Dürckheim ist das Ernstnehmen des Leibes eine wesentliche Frucht seiner Japan-Erfahrung, denn im Zen gilt der Leib als Medium zur Erfahrung von Transzendenz.

Die große Hochachtung vor östlicher Weisheit ist sicher beiden Männern gemeinsam, sonst hätte nicht Jung so viele Kommentare zu deutschen Ausgaben östlicher Bücher geschrieben. Was sie unterscheidet, ist die Tatsache, daß Dürckheim Zen *lebt,* während Jung als ein Außenstehender sprach, den die innere Verwandtschaft seiner tiefenpsychologischen Erfahrungen mit denen östlicher Meditation tief beeindruckte. Seine eindringliche Warnung an den westlichen Menschen, Meditationspraktiken aus dem Osten zu übernehmen, ist sicher insofern nicht von der Hand zu weisen, als wir Europäer andere Voraussetzungen in geistig-seelischer Hinsicht mitbringen. Andererseits ist es gerade Dürckheim, der seit vielen Jahren versucht, die Bedingtheiten des westlichen Menschen – und dabei handelt es sich sowohl um wertvolle Praktiken aus dem christlichen Erfahrungsbereich wie auch um die infolge von einseitiger Betonung des Geistprinzips aufgetretene Leere in der inneren Erfahrung des einzelnen – mit den im Zen erprobten ganzheitlicheren Meditationspraktiken in fruchtbaren Einklang zu bringen. Dürckheim stimmt mit Jung darin überein, daß wir nicht einfach nachahmen können, was nicht bei uns gewachsen ist. Aber er weiß auch, daß wir vom Osten lernen können, den bei uns vernachlässigten Leib wieder einzubeziehen, um zu einer Fühlungnahme mit dem uns innewohnenden Göttlichen zu kommen.

Kapitel 10: Erich Neumann

Vorbemerkung

Neumanns besonderes Anliegen, die »Kreativität des Unbewußten« hervorzuheben, scheint mir das eigentlich verbindende Element zwischen ihm und M. Hippius gewesen zu sein. Lag doch der Anknüpfungspunkt für eine Begegnung beider darin, daß Hippius im »Geführten Zeichnen« – einer von ihr in langjähriger Erfahrung aus der Graphologie-Graphotherapie weitergeführten Entwicklungsmethode – entdeckte: sie konnte die Archetypen, von denen Neumann in seinem damals gerade erschienenen Werk »Die Große Mutter« sprach, sowie Entwicklung vom Kern her evozieren und provozieren, indem sie »Urformeln des Seins« ins Exercitium gab. Daß Neumann sich der Beweiskraft des von ihr vorgelegten Materials nicht entziehen konnte, veranlaßte sie, sich noch eingehender mit seiner Sichtweise zu beschäftigen, um auf dieser Basis die begonnene Arbeit zu intensivieren und zu differenzieren. So wurde das »Geführte Zeichnen« so etwas wie eine Umsetzung der »Ursprungsgeschichte des Bewußtseins« in die therapeutische Wirklichkeit. Hippius kann aus einer Zeichnung z. B. ablesen, ob jemand sich noch innerhalb der »Einheitswirklichkeit« des »Uroboros« befindet, oder ob sich innerpsychisch bereits eine Polarität zwischen männlich und weiblich herauskristallisiert hat.

1. Der Uroboros

Der Uroboros ist das Symbol des psychischen Anfangszustandes und der Ursprungssituation. Als Symbol des gegensatzenthaltenden Ursprungs ist der Uroboros das Große Runde, in dem bewußtseinszugehörige wie bewußtseinsfeindliche und unbewußte Elemente noch miteinander vermischt sind, ebenso die unerschöpfliche Vielheit der Symbole.[50]

Dieser Einheitswirklichkeit, dem noch ungeformten Ganzen, entspricht, was Hippius unter »Wesen« versteht, aus dem sich erst allmählich der Ich-Keim entwickle. Er ist nach Neumann die Vorstufe des späteren Ich und bleibt in der vor-ichhaften Phase noch im Uroborischen enthalten. Da der von ihm als »Zentroversionstendenz« bezeichnete Ganzheitsfaktor auf Systematisierung des Ich drängt, kommt es allmählich zur Trennung der »Welteltern«, d. h. zur Aufspaltung in Bewußtes und Unbewußtes. In der drauffolgenden matriarchalen Phase ist das Ich noch relativ schwach und unter der Dominanz des Mutter-Archetyps, wird jedoch danach in der patriarchalen Phase zum gesetzgebenden Über-Ich.

2. Die Ich-Selbst-Achse

Fundament einer normalen Bewußtseinsentfaltung ist die Ich-Selbst-Achse, »eine zunächst unbewußte Erfahrung von der Übereinstimmung des Individuellen Ich mit dem Selbst«.[51] Sie bildet die Grundlage jedes Urvertrauens. Wo ein »positivintegrales Ich« entsteht, das auch »negative Qualitäten der Welt«[52] zu integrieren vermag, bleibt die Ich-Selbst-Achse erhalten. Davon hängt ab, ob eine Selbstgestaltung zu ganzheitlicher Persönlichkeit erfolgen kann. Eine gestörte Urbeziehung dagegen führt zur Bildung eines sogenannten »Not-Ich« mit einer »verfrühten und verstärkten Ich-Betonung«.[53] Folge einer derartigen Inflation des Ich oder auch seiner möglichen Depotenzierung durch ein übermächtiges Kollektiv ist die

[50] Neumann, Die Große Mutter, S. 33.
[51] Neumann, Narzismus, Automorphismus und Urbeziehung. In: Studien zur Analytischen Psychologie, S. 115.
[52] Ebd., S. 118.
[53] Ebd., S. 121.

Auflösung der Ich-Selbst-Achse. Das beinhaltet gleichzeitig eine Erkrankung der Gesamtpersönlichkeit.

Wenn in früher Kindheit negative Erfahrungen überwiegen, wird der Ich-Kern überschwemmt, aufgelöst oder negativ geformt und damit zum Not-Ich.[54] Die damit verursachte Unstabilität der Ich-Selbst-Achse, welche auch die normale Kompensation durch den Ganzheitsfaktor der Selbst versagen läßt, äußert sich in einer verstärkten Ich-Abwehr.

Der Prozeß menschlicher Bewußtseinsentwicklung vollzieht sich in archetypisch vorgegebenen Stadien. Folglich geschieht auch das Auftauchen unbewußter Inhalte nicht sinnlos, sondern sie erscheinen vielmehr sinnvoll geordnet und gewissermaßen dirigiert. Diese Tatsache bildet die Voraussetzung für die Möglichkeit, dem Bewußtsein verlorengegangene oder noch schlummernde Urbilder zu er-innern. Durch exercitienhaftes Ein-Bilden elementarer Symbole lassen sich entsprechende Archetypen anreizen, so daß es möglich wird, ausgefallene oder unvollständig vollzogene Entwicklungsstufen nachzuholen. Wo nichts Neues mehr entstehen konnte, weil das Ich durch den Verlust seiner Beziehung zum Selbst in Verarmung geraten war, vermag die mit einem meditativ angesetzten Exercitium verbundene Selbsterfahrung eine »seelisch-geistige ab-ovo-Entwicklung einzuleiten«.[55] Der Wieder-Anschluß an ein Urbild bewirkt nach Neumann in den meisten Fällen eine produktive Persönlichkeitsveränderung.

3. Der schöpferische Prozeß und die Wandlung

Der Individuationsweg als ein »Weg der Formung bis dahin ungeformter uroborischer Kräfte«[56] ist ein schöpferischer Prozeß, in dem ungestaltete Energie Gestalt annimmt. Damit ist er auch gleichzeitig ein Wandlungsweg. Die Dynamik schöp-

---

[54] Neumann, Das Kind, S. 81.
[55] Dürckheim, Meditative Praktiken in der Psychotherapie. In: Die Psychologie des 20. Jahrhunderts, Bd. 3, S. 1308.
[56] Neumann, Amor und Psyche, S. 118.

ferischer Wandlung wird in Gang gesetzt durch die Begegnung mit einem Numinosum in einer Grenzerfahrung. Diese setzt im Individuum die Archetypen als »psychische Kernstrukturen« in Bewegung, wodurch sie aufgespalten und verändert werden, was eine Persönlichkeitswandlung zur Folge hat.

Das Numinose – als außerhalb des menschlichen Bewußtseins liegend und von diesem nicht mehr in Kategorien faßbar – wird vom Betroffenen als ein »Nichts« erfahren, erscheint jedoch aus dem Blickwinkel der verwandelten Gesamtpersönlichkeit als der »schöpferische Punkt«[57] schlechthin. Mythologisch verstanden, ist er die »Quelle und das Paradies, der Ort der Gottheit wie der Mittelpunkt des Mandala«.[58] Der »schöpferische Punkt« bildet das Zentrum aller mystischen Erfahrung, ebenso die tiefste Quelle des schöpferischen Prozesses. »Kern dieses Geschehens« ist der »psychische Atomkern des Selbst, der unerreichbar bleibt«.[59]

Die Berührung mit diesem Punkt bedeutet Chance und Gefahr zugleich. Entscheidend bei einer solchen Erfahrung ist, ob das Ich aus ihr in der Weise gewandelt hervorgeht, daß es »die Welt positiv beeinflussen«[60] kann und sich damit auf Welt hin gewandelt hat.

Anders liegt der Fall, wenn das Ich der Faszination des Numinosen erliegt und infolgedessen dem menschlichen Lebensraum sich entziehen möchte oder bereits aus ihm hinausgerissen wurde: es kann keine Wandlung stattfinden, da das Individuum der Sogwirkung des mütterlichen Schoßes erliegt und auf einer infantilen Reifestufe stehenbleibt. Ein Ich, das sich wandeln läßt, wird hingegen ebenso für die Welt, wie umgekehrt die Welt ihm, durchlässig und durchsichtig auf einen schöpferischen Hintergrund hin, der dann z. B. im »Geführten Zeichnen« zutagetreten kann.

Der »schöpferische Nichtspunkt« in der Sprache Neumanns entspricht dem Begriff der »reinen Leere« bei Hippius, unter der nicht eine »uroborische Ichauflösung«[61], sondern eine

[57] Neumann, Der mystische Mensch. In: Umkreisung der Mitte, Bd. I, S. 151.
[58] Ebd., S. 152. [59] Ebd., S. 152f. [60] Ebd., S. 173. [61] Ebd., S. 182.

Entleerung des Bewußtseins von sich selbst zu verstehen ist. Dieser Punkt ist gleichsam eine Atempause der Schöpfung, in welcher »Bewußtes und Unbewußtes momentweise zu einer Einheit und zu einem Dritten werden«.[62]

4. Der Große Einzelne

Der große Einzelne unterscheidet sich dadurch vom durchschnittlichen Einzelnen, daß er nicht innerhalb seiner Gruppe bleibt, sich in sie einpaßt und von ihr formen läßt, sondern sich aus ihr herausrufen läßt in die Vereinzelung. Angerufen von einer inneren Stimme, die keinen Widerspruch duldet, muß er dem bisher vom Kollektiv her geregelten Leben den Rücken kehren und »den unabdingbaren Weg ins Ungemeine annehmen, um das kleine, gemeine Leben von dorther leben zu können«.[63] Gerade dadurch, daß er sich dem Anruf aus dem Unbewußten stellt und aufgrund seines Getroffenseins bewußt Verantwortung übernimmt für das, was durch ihn hindurch in der Welt sichtbar werden will, wird er zum »schöpferischen Menschen«. Sofern das gleichzeitig bedeutet, daß er fortan nach dem Gesetz seines eigenen Zentrums leben muß, gerät er damit in Gegensatz zum Kollektiv und macht sich – aus dessen Sicht – schuldig an ihm.

Historisch ist der »Große Einzelne« vor allem verkörpert in der Figur des Königs oder auch des Häuptlings. Neumann erwähnt in diesem Zusammenhang, daß das früheste »keilschriftliche Ideogramm für König ›Großer Mensch‹ bedeutete«.[64] Wenn das Kollektiv ihn anerkennt, projiziert es auf ihn das, was in jedem seiner Mitglieder unbewußt als Ganzheit der Psyche angelegt ist, aber nicht gelebt werden kann. Auf einer niedrigeren Bewußtseinsstufe dient der »Große Einzelne« nur

[62] Neumann, Der schöpferische Mensch und die Wandlung. In: Neumann, Der schöpferische Mensch, S. 55.
[63] Hippius, Negative Transzendenz. In: Rütte, Mitteilungsblatt Nr. 4, 1971.
[64] Neumann, Ursprungsgeschichte des Bewußtseins, S. 458.

dazu, diese Projektion für die Gruppe sichtbar zu verkörpern, auf einer höheren Stufe lebt er sie wirklich. Das Kollektiv braucht solche Menschen, betrachtet sie andererseits auch als Außenseiter, die es umbringt, sobald sie aus irgendeinem Grund ihre Rolle als Projektionsträger nicht mehr erfüllen.

Der »große Einzelne ist immer und grundsätzlich der Mensch der direkten inneren Erfahrung, der als Seher, Künstler, Prophet oder Revolutionär die neuen Werte und Inhalte formuliert, darstellt oder verwirklicht«.[65] Als solcher ist er auch der individuierte Mensch, der sich bewußt von der Zentroversion seiner eigenen Psyche leiten läßt und sich den kollektiv gültigen Werten nicht mehr unterwerfen kann und darf, ohne schuldig zu werden an dem Göttlichen, das sich durch ihn hindurch in der Welt verwirklichen möchte. Weil er aufgrund seiner größeren Wachheit das Licht im Dunkel wahrnimmt, ist er auch verpflichtet, es aus der unbewußten Einheitswelt zu befreien und in die Welt des Bewußtseins hineinzutragen. Wer durchlässig wurde für das ihm innewohnende Transpersonale, übernimmt damit auch die Aufgabe, die Ebene des Nur-Persönlichen zu überschreiten und zum »Kultträger« und insofern »weltkräftig« zu werden.

Ein solcher Mensch ist ein »priesterlicher Mensch«, der wieder androgyn wurde, weil Männliches und Weibliches in ihm auf einer höheren Stufe zur Einheit fanden. Obwohl jetzt das »Selbst die goldene Mitte des *erhöhten Uroboros*« ist, geht das Ich nicht unter, sondern »erfährt sich in seiner Selbsterfahrung im Selbst als göttlich, im Ich als sterblich«.[66] Auf dieser Stufe muß der Mann wieder das »Schwert in die Hand nehmen, aber es ist jetzt ein geistiges. Die Frau muß wieder die Gebärde des Gebens vollziehen, aber jetzt in eigener Vollmacht«.[67] Der Mensch ist zum »homo totus« geworden, zum *Neuen Menschen,* der die neuen Gesetze gibt, weil er seine Gottebenbildlichkeit lebt.

[65] Ebd., S. 400.
[66] Ebd., S. 441.
[67] Hippius, Mündliche Mitteilung an die Verf.

Dritter Teil
Therapeutische Methoden
der Initiatischen Therapie

Kapitel 11: Der Leib in der Initiatischen Therapie

1. Personale Leibtherapie

Als unverzichtbarer Bestandteil der initiatischen Therapie gilt die personale Leibtherapie, denn jede Übung auf dem Weg ist eine Übung im »Leib, der man ist. Es gibt kein fruchtbares Exercitium ohne Einbeziehung des Leibes«.[68]

Deutlich ist dabei zu unterscheiden zwischen dem »Leib, der man ist, und dem Körper, den man hat«, und den man in einer pragmatisch ausgerichteten Medizin als ein Objekt zum Arzt trägt, damit er ihn wieder funktionstüchtig mache.

Für uns Menschen auf dieser Erde ist der Leib die Matrix, in die wir als Spuren eingraben, wie wir unsere Beziehung zu Umwelt und Mitmenschen leben und vor allem, wie wir das Gesetz des Menschseins erfüllen. Folglich äußert sich jede seelische Fehleinstellung auch in einer leiblichen Fehlhaltung. Unser Leib ist das Medium, in dem wir uns *er*leben und »als Person *dar*-leiben«.[69]

Auf diesem Hintergrund ist es ein Anliegen des entsprechenden Therapeuten, dem Hilfesuchenden »ein *leib*haftes Dasein, das im Wesen gegründet ist, zu ermöglichen«[70], weshalb die initiatische Therapie von »personaler« Leibtherapie spricht. Der Therapeut ist bemüht zu erspüren, welche Wesensform sich hinter Haltung, Bewegung und Ausdruck des Klienten verbirgt. Gemeinsam mit den Klienten schafft er die Bedingungen dafür, daß dessen Wesen sich entfalten kann. Dazu ist es

---

[68] Dürckheim, Vom initiatischen Weg. Im Gespräch mit Fr. Wulf, in: Geist und Leben 6/1977, S. 465.

[69] Dürckheim, Meditative Praktiken in der Psychotherapie, in: Die Psychologie des 20. Jahrhunderts, Bd. 3, S. 1299.

[70] Graubner, Personale Leibtherapie. In: Rütte, Mitteilungsblatt, 1979.

wichtig, daß der Mensch sich selbst über den Leib des Leitbildes und der Abwehrformen bewußt wird, durch die seine »eigene Individualität überlagert ist«.[71] »Oft ersetzen solche Leitbilder ein nicht vorhandenes oder schwaches Ich und verhindern so das eigene Wesen, sich zu bekunden«[72], so daß der Mensch an sich selbst vorbeilebt. Es ist das vordringliche Anliegen personaler Leibtherapie, der verhinderten, individuellen Lebensgestalt zum Durchbruch zu verhelfen durch Entwicklung eines Spürorgans. Mit ihm kann der Mensch erleben, wieweit er sich verschließt oder öffnet, festhält oder auflöst, wesensfern oder wesensoffen da ist. Da jeder in seiner Weise einzigartig ist, »hängt die Möglichkeit personaler Förderung von der Art ab, wie der Behandelnde selbst in der Behandlung da ist. Nur, wo dieser selbst um eine transparente Verfassung bemüht ist, kann er im anderen eine solche fördern«.[73]

Ganz grob gesagt, gibt es speziell zwei Fehlhaltungen, die dem Therapeuten immer wieder in irgendeiner Ausprägung begegnen: einerseits die Verkrampfung, in welcher sich Angst und Mißtrauen kundtun, weshalb ein Mensch sich »zusammenzieht«, zum anderen die des Sich-Auflösens, die in heutiger Zeit häufiger anzutreffen ist als früher. Beide stellen sich als Widerstand einer Verwandlung entgegen und verhindern ein Heil-Werden, weil sich in ihnen der fehlende Bezug zum inneren Wesen kundtut. »Der Mensch ist nur dann wirklich heil, wenn er auch im Leib dem personalen Grundgesetz entspricht« und die leibliche Verfassung Ausdruck einer inneren Verwandlung wird. »Die heile ›Leibgestalt‹ des Menschen als Person ist etwas anderes als der gesunde Körper.« Sie äußert sich in einer »Gesamtverfassung, deren Grundeigenschaft die Durchlässigkeit meint für das im Wesen anwesende größere Sein«.[74] Weder zuviel Form noch zuviel Lösung ist

[71] Dürckheim, Die Bedeutung des Leibes in der Psychotherapie, S. 96.
[72] Ebd.
[73] Ebd., S. 103.
[74] Ebd., S. 87.

erstrebenswert, sondern entscheidend ist eine »geformte Durchlässigkeit« bzw. eine »durchlässige Form«[75], und entsprechend ist es für den Verkrampften wichtig, sich lassen zu können, für den Aufgelösten dagegen, Form zu gewinnen.

Aufgrund ihrer ganzheitlichen Sicht versucht die personale Leibtherapie, alles abzubauen, was die Verwandlungsbewegung des Menschen blockiert. Träger solcher Blockaden ist das kleine Ich, das sich in festen Strukturen hält. Seine Herrschaft im Leib wird dort sichtbar, wo der Schwerpunkt zu weit nach oben verlagert ist und eine Verspannung im Schulter-Brust-Bereich, sowie gleichzeitig eine Verflachung des Atems erzeugt. Da ist z. B. derjenige, der sofort in Abwehrhaltung geht und die Schultern hochzieht, wenn etwas ihn erschrickt. Ein anderer drückt durch hängende Schultern und einen vorgeneigten Kopf seine Unsicherheit in dieser Welt aus. Ein dritter tut durch aufgeblähten Brustkorb und einen betont aufrecht getragenen Kopf, den Blick eher nach oben gerichtet, kund, daß er in seiner Bedeutsamkeit respektiert werden möchte. So gesehen, lösen sich Verspannungen nicht durch einen »medizinischen Eingriff, sondern durch eine neue Haltung des Menschen«[76], der sich über seinen Leib seiner selbst innewird. Denn »Wirklichkeit in Raum und Zeit hat er nur als leibliche Gestalt«.[77]

Personale Leibtherapie hat immer etwas mit dem Atem zu tun. »Ein Atem, der in Hingabe und Achtsamkeit empfangen wird, bewirkt nicht nur, daß festgehaltene Kräfte sich lösen, sondern auch, daß wir uns im Spiegel unseres Leibes sehen. ›Ich bin es‹ umfaßt dann Heil-Sein, Bewußtsein seiner selbst und das Entstehen schöpferischer Kräfte gleichermaßen.«[78]

Aus dieser Sicht ist eine Atemübung, die nur als Körperübung vollzogen wird, nutzlos für den initiatischen Weg. Wird sie hingegen vollzogen als der »Leib, der man ist«, – und dieser

---

[75] Dürckheim, Vom doppelten Ursprung des Menschen, S. 167.
[76] Dürckheim, Meditieren – wozu und wie, S. 120.
[77] Dürckheim, Die Bedeutung des Leibes in der Psychotherapie, S. 86.
[78] Dürckheim, Meditative Praktiken in der Psychotherapie. In: Die Psychologie des 20. Jahrhunderts, Bd. 3, S. 1299.

meint die Einheit der Gebärden, in denen ein Mensch sich ausdrückt – so wird sie »bedeutsam für die Verwandlung des Menschen«.[79] Dann bedeutet eine verspannte Schulter nicht mehr einfach eine verkrampfte Muskulatur, sondern wie jede Verspannung eine Haltung des Mißtrauens, der Angst und des Widerstandes, die im Leib sichtbar wird.

Es werden dabei drei Bereiche unterschieden: der untere oder Erdbereich, der mittlere oder Herzbereich, wo das Fühlen beheimatet ist, und der obere, der Schulter-Nacken-Kopf-Bereich. Wo der Bauch-Becken-Raum verspannt oder unbelebt ist, hat der Mensch Angst vor der Erde, d. h. vor seinen eigenen weiblich-mütterlichen Kräften und vor seiner Sexualität. Im Zwerchfellbereich mit Magen, Leber, Galle bis hin zum Herz werden Gefühle festgehalten, die nie ausgedrückt und gelebt werden durften. In dem Begriff »hartnäckig« ist bereits angedeutet, welche innere Haltung ein verspannter Nacken meint. Wer »kopflastig« ist, hält sich eher im Kopf fest. In all diesen Fehlhaltungen ist es immer »der Mensch selbst, der in falscher Weise in der Welt da ist«.[80] – Innerhalb von Gesicht, Hand oder Fuß wiederholen sich die drei genannten Bereiche nochmals und lassen sich vom Therapeuten auch dort ertasten.

Wieweit leibhafte Fehlhaltungen angenommen werden können als das, was sie sind, hängt vom Typ des Behandelten ab. Jemand, der stark in seinem Kopf verhaftet ist, wird sich schwer damit tun. Er wird sich erst einmal verschließen und Angst haben, wird lange Zeit nichts fühlen und eventuell während der Behandlung einschlafen. Je nach der Stufe, auf welcher er sich befindet, hat ein solches Einschlafen eine andere Bedeutung. Steht jemand noch am Anfang, so kann es durchaus ein Zeichen von Vertrauen sein und darf dann auch zugelassen werden. Wo es jedoch immer wieder geschieht, steht wohl eine echte Verdrängung dahinter, so daß der Betreffende Angst hat,

[79] Dürckheim, Vom initiatischen Weg. Im Gespräch mit Fr. Wulf. In: Geist und Leben, Heft 6/1977, S. 465.
[80] Peltzer, Transparenz in der Arbeit am Leib. In: Transzendenz als Erfahrung, S. 123.

den Therapeuten an sich heranzulassen. Hier stellt sich natürlich die Frage: ist er überhaupt geeignet für Leibtherapie? Sollte man vielleicht zuerst einmal mit kräftiger Massage arbeiten, um die gröberen Verhärtungen abzubauen, bevor feinere Schichten angesprochen werden können?

Je nach den inneren Voraussetzungen, die einer mitbringt, braucht es mehr oder weniger Zeit, bis er zu seinen eingefleischten Fehlprägungen stehen kann. Für manche mag es leichter sein, sich über schmerzhafte Blockaden im Leib zu seelischen Störungen hinführen zu lassen, als direkt mit ihnen konfrontiert zu werden. Denn sie können sich der wohltuenden Lösung nicht verschließen, die von der Hand des Therapeuten ausgeht. Vielleicht unterstreichen plötzlich hervorbrechende Tränen diese Wirkung noch, und diese Erfahrung mag sein, als fielen langjährige Ketten mit einem Mal ab. Meist ist es ein sehr nachhaltiges Erleben von oft erschütternder Eindringlichkeit, vor allem wenn jemand, der über längere Zeit Massagen, Spritzen, Bestrahlungen ohne jeden Erfolg ausprobiert und schließlich die Hoffnung aufgegeben hatte, erfahren darf, was seine innere Bereitschaft im Bund mit der liebevollen Hand des Therapeuten vermag. Wenn er dann lernt, nicht den Schmerz wegzuschieben, wie allgemein üblich, sondern ihn anzunehmen und zuzulassen, wird er zu seiner Verwunderung spüren, wie in solcher Durchlässigkeit Lösung und Verwandlung geschehen. Nur dann können solche Schmerzpunkte Nahtstellen werden, an denen jemand in seine eigene Tiefe loten kann. Schmerz und Angst können so einem Menschen zum Heil werden. Immer wenn während der Behandlung vorher verschlossene oder taube Stellen zu schmerzen beginnen, ist das ein Zeichen dafür, daß wieder Leben in sie einzukehren beginnt und der Mensch seiner selbst mehr innewird. Das bewußte Hineinspüren in einen Schmerz wäre völlig verkannt, wollte man darin eine Art Masochismus sehen. Es ist vielmehr ein Einüben in den Umgang mit Leid und dem auf dem initiatischen Weg notwendigen Sterben. Wer sich im Schmerz öffnen kann, vermag auch jene Bereiche zu integrieren, die er vorher ausgeschlossen und deshalb zu einer Dauerspannung verbannt hatte.

Störungen des *Körpers* meinen immer nur Störungen der Gesundheit, Leistungsfähigkeit und Funktionstüchtigkeit. Störungen des »Leibes, der man ist« gehen den ganzen Menschen an in dem, was seiner Personwerdung im Wege steht. Darum ist für die personale Sicht der Leib das »raumzeitliche Medium des Subjektseins und der Selbstwerdung. Er ist die Weise, in der das Subjekt in der Welt da ist, sich fühlt und äußert, Gestalt gewinnt und verwirklicht, aber auch die Weise, in der er sich seiner Bestimmung zuwider dar-leibt«.[81] Einen Teilbereich oder nur ein einzelnes Symptom zu behandeln, würde dann heißen, den Menschen nicht in seiner personalen Ganzheit ernstzunehmen.

Personale Leibtherapie verfügt über eine Vielzahl von Möglichkeiten, Fehlhaltungen anzugehen. Wo es darum geht, jemanden wieder zu seiner eigenen Erdhaftigkeit finden zu lassen, wird man zuerst mit dem Liegen beginnen, um ihn aus eigenem Erleben heraus spüren zu lassen, wieweit er Kontakt zum Boden gewinnen, sein Gewicht an diesen abzugeben und sich selbst in der Totalität seiner Gestalt wahrzunehmen vermag. Gelingt es ihm, sich tragen zu lassen, kann er vielleicht ganz neu oder zum erstenmal erfahren, was es heißt, zu vertrauen, ohne die Angst, fallen zu können. Wenn dann der Therapeut leichte Bewegungen am Kopf oder den Gliedmaßen des Liegenden ausführt, wird es diesem möglich, sich bewußt zu werden, wieweit er geschehen lassen kann oder selbst die Führung übernehmen möchte. Was sich hier im Leibe dartut, hat dann auch irgendwo im Alltagsleben seinen Platz. Denn wer im Beruf oder in der Familie die Herrschaft an sich reißt, ist auch in der therapeutischen Behandlung nicht fähig, sich wirklich zu überlassen. Je mehr er das im Laufe der Zeit lernt, um so deutlicher wird er auch eine Vertiefung seines Atems wahrnehmen.

[81] Dürckheim, Die Bedeutung des Leibes in der Psychotherapie, S. 86.

Wie im einzelnen vorgegangen wird, ist von Mensch zu Mensch verschieden. Der Therapeut muß ein feines Gespür entwickeln, um herauszufinden, wo jemand seine schwachen Stellen hat und wieweit er es schon verkraften kann, wenn diese direkt angegangen werden. – Es bedarf beim Therapeuten außerdem eines Respektes vor dem Gewordenen, der Fehlhaltung, die den Menschen überleben ließ. Sie gab ihm einerseits *den* Schutz, den er nötig hatte, um sich zu behaupten und nicht gänzlich dem Nichts ausgeliefert zu sein. Im Laufe der späteren Jahre hat sie sich dann verselbständigt zu einem Mechanismus, und nun hat *sie* den Klienten, und nicht mehr *er* hat sie als Halt. Hier gilt es, zu unterscheiden und vorsichtig abzubauen, um den Partner spüren zu lassen, daß er sich in einer veränderten Haltung freier und fester fühlen kann.

Kommt z. B. jemand mit hochgezogenen Schultern, geht es gar nicht darum, daß diese möglichst schnell in ihre normale Lage gebracht werden. Auch Verspannungen haben ihre Geschichte und ihren Sinn, und solange der Betreffende selbst sie nicht bewußt als Ausdruck einer inneren Fehlhaltung erlebt, ist er nicht fähig, sie loszulassen. Außerdem muß er zuvor eine Basis in sich erfahren, in die hinein er sich lassen kann, sonst könnte es eher gefährlich für ihn werden. Aus diesem Grund lassen sich Verfestigungen nur dann abbauen, wenn gleichzeitig etwas gefördert wird und wachsen kann. In einem solchen Fall wird also zunächst am Becken zu arbeiten sein, um ein Gefäß zu ermöglichen, in das der Behandelte seine Verspannungen abgeben kann. – Ist jemand in seiner gesamten Verfassung zu weich, ist es wichtig, strukturierend zu arbeiten und auch sein Bewußtsein für Knochen und Skelett zu wecken. Ein verkrampfter Mensch bedarf dagegen eher der lösenden Hand.

Auch Übungen aus den Bereichen von Aikido und Schwertfechten können hineingenommen werden, wenn jemand mehr Festigkeit und Form braucht, von Tai Chi, wenn eher Lösung notwendig ist. Hara-Übungen können in beiden Fällen angewandt werden, denn sie geben Festigkeit im Bauch-Becken-Raum und lassen den Menschen sich in seiner Mitte verankern.

Denn wenn jemand sich in den Schultern festhält, fehlt ihm eigentlich das Vertrauen in den Beckengrund, so daß auch er mehr in seine Leibesmitte kommen muß. Festigkeit und Form werden überall dort notwendig, wo ein Mensch zu schnell in die Lösung geht – was im allgemeinen für den mehr trieb- oder erdhaften, den sinnenbetonten und zu hingabewilligen zutrifft. Er braucht klare Grenzen, denn er hat meist eine zu »dünne Haut« und läßt alles zu nah an sich heran. Er muß Form gewinnen, um sich selbst besser schützen zu können.

Wer hingegen verschlossen ist und sich in einer Art Gehäuse einmauert, also eher die männliche Seite überbetont, bedarf mehr der weiblich-sanften Übungen oder Behandlungen. Für ihn geht es darum, sich öffnen zu können, Kontakt aufzunehmen, seine Sinne einzusetzen und sich zu lassen.

Wie bei allen Methoden der initiatischen Therapie gilt auch hier, daß kein Fall sich verallgemeinern läßt und jeder so angefaßt werden muß, wie er es gerade braucht.

Ein Mensch, der in seinem Becken verschlossen ist, wird oft im ganzen Bereich der Erotik und Sexualität seine Schwierigkeiten haben.

Im Fall eines jungen Mannes, bei dem Trieb und Intellekt völlig voneinander getrennt reagierten, war die Therapie bestrebt, daß er das, was er nach obenhin in seinen Intellekt abspaltete, mehr und mehr in sich hineinzunehmen lernte – den »Kopf gleichsam in den Bauch zu nehmen«, wie es ein japanischer Meister einmal formulierte. Nur so konnte er zu einer Integration zwischen Geist- und Erdkräften kommen. Der Therapeut wandte daher in diesem Fall dem Lendengebiet seine besondere Aufmerksamkeit und die hauptsächliche Behandlung zu, um es freizumachen und zu öffnen, damit der Mann seine Angst verlieren konnte, die folgendermaßen aussah: Er glaubte, wenn er den Beckenbereich zulassen würde, werde sein Geist völlig aufgeschluckt, und es bleibe ihm nichts mehr übrig. Es wurde daher der gesamte Becken- und Gesäßbereich, besonders auch die Beine, behandelt, um ihn erfahren zu lassen, daß es dort viel mehr gibt als nur den Penis, der mit seinem Intellekt korrespondierte – beide ein Manneszeichen! Es war wichtig, ihn erleben zu lassen: »Es gibt einen viel größeren Bereich in mir, der meinen Intellekt ernähren kann«, denn ohne Erde ist der Geist nur ein dürres Holz.

Es ist gut, zur gleichen Zeit auch den Fühlbereich in der Mitte etwas zu öffnen, sonst kann vielleicht die Spannung noch größer werden. Dieser muß sozusagen zur Brücke werden, die Becken und Kopf miteinander verbindet. Solche Verbindungen müssen immer wieder hergestellt und auch ins Wort genommen werden. Das kann auch die Angst verringern, die der heutige Kopfmensch, sowohl Mann wie Frau, oft hat, wenn er sich erstmals im Leib spürt. Denn das Hinabsteigen in den Stoff bedeutet eine Bedrohung für ihn, und der Therapeut muß behutsam spüren, wo die Gefahr naheliegt, daß er sich verschließt. Viele akademisch Vorgebildete haben wegen einseitig intellektueller Orientierung keinen Zugang zu ihrer geschlechtlichen Wirklichkeit. In solchen Fällen muß – bei Frauen wie bei Männern – der »Stoff« überhaupt erst wieder an den *Geist* angeschlossen werden, und das bedeutet, daß man ganz *leib*-bewußt, nicht kopf-bewußt damit umgeht.

Bei einer jungen Frau, die auf den ersten Blick einen stabilen und frohen Eindruck machte, äußerte sich die Angst vor dem Leib anders: Während der Behandlung zeigte sich, daß sie bei jeder Berührung zusammenzuckte, weil sie fürchtete, geschlagen zu werden. Diese Furcht war derart groß, daß sie die Hand der Therapeutin wegschob. Vorsichtig versuchte diese abzutasten, ob ein Gespräch darüber möglich war. Sie erfuhr: die Frau hatte ihre ganze Existenz hinter einer Mauer aufgebaut, weil sie sozusagen von jedem Menschen Schläge erwartete. Sie hatte sich so weit von ihrem Körper getrennt, daß sie kaum spürte, wenn sie angefaßt wurde. Eine große Aggression war ebenfalls vorhanden. – So wurden zunächst einige sogenannte »Schwertübungen«, zusammen mit psychodramatischen Formen, eingeschaltet, um es ihr zu erleichtern, ihre Aggressionen wahrzunehmen und zu wagen, sie allmählich auch zu äußern. Das bereitete ihr große Angst, weil in ihrer Kindheit jede Form von Aggression bestraft wurde, was bei ihr dazu führte, daß sie allmählich jedes Leben abblockte.

Es dauerte viele Monate, bis sie in der Therapie eine Berührung zulassen und es wagen konnte, auch einen anderen Menschen zu berühren. Als endlich Leben in ihre Glieder zu strömen begann, tat das zunächst sehr weh. Aber ihre Energie war in Fluß gekommen. Parallel zur Leibtherapie arbeitete sie am Musikinstrument, im Geführten Zeichnen und im therapeutischen Gespräch, um von verschiedenen Seiten her ihrer Tiefenperson nahezukommen.

Hier, wie auch im vorhergehenden Fall, ist es wichtig, daß ein Mensch allmählich an seinen Wesenskern gelangt und erfährt: »Ich bin so!« Das darf kein Wissen vom Kopf her sein, sondern muß aus der tiefsten Wurzel kommen. Erst wenn jemand nicht mehr seinen Körper als Objekt besitzt, sondern in ihm Wohnung genommen hat, erfährt er sich als der »Leib, der er ist«.

Natürlich ist es bei Menschen, die im leiblichen Ausdruck verhindert sind, nie so, daß ein Bereich völlig intakt ist und ein anderer gar nicht. Aber es kann so sein, daß einer etwa zu 80 Prozent in seinem Kopf ist und nur zu 20 Prozent in seinem Becken- oder Gefühlsbereich. Ist speziell der Gefühlsbereich gestört, drückt sich das in einer Einengung des mittleren Bereichs aus. Wenn wir z. B. formulieren: »Die Galle kommt mir hoch«, oder: »es liegt mir etwas schwer auf dem Magen« oder: »mein Herz tut weh«, so sind damit jedesmal emotionale Störungen angesprochen. Sagen wir dagegen, daß jemand »kein Rückgrat hat«, meinen wir etwas anderes.

Die Blockade des Gefühlsbereichs muß nicht unbedingt in früher Zeit verursacht sein. Es kann auch eine gefühlsmäßige Enttäuschung im Erwachsenenleben der Grund sein, eventuell durch eine Beziehung, die nicht gelingt. – Oder aber: es ist jemand ein Manager, ein Gelehrter oder ein Mensch, der auf sonst eine Art mit dem Kopf sich zu sehr beschäftigt – dann fängt irgendwann das Herz an, sich zu wehren, manchmal in einer organischen Störung. Es ist, als wollte es sagen: »Du vergißt mich!« Oder es stirbt ein lieber Angehöriger oder Freund, so daß der Mensch wach wird. Es spielt außerdem eine Rolle, daß jahrhundertelang galt: »Der Geist soll den Körper beherrschen!« Das schadete ebenso wie die heute vielfach vertretene Meinung: »Der Trieb soll den Körper beherrschen!« Im letzteren Fall findet leicht eine Überschwemmung vom Unbewußten her statt, und der Therapeut muß dann erst einmal Deiche bauen und Land trockenlegen. Hier wird auch der zu wenig genutzte Verstand angesprochen, weil strukturiert werden muß. Ein Mensch dieser Art wird vermutlich mehr

Mutter-betont sein, der Kopflastige eher das väterliche Prinzip vertreten. Dennoch läßt sich das nicht als Regel aufstellen. Denn hinter dem Augenfälligen kann sich oft etwas anderes verbergen, z. B. hinter einer festen Struktur ein sehr sensibler Mensch, der solchen Schutz brauchte, um überleben zu können. Darum darf der Therapeut die durch Jahre hindurch sorgsam aufgebaute Mauer nicht einfach sprengen, sondern muß mit Behutsamkeit zuerst ein Gefäß zu bereiten versuchen, damit der Klient es wagen kann, langsam seine Strukturen zu lockern. Allmählich kann er dann seine eigene Leib-Form finden und die bisher verhinderte Seite integrieren.

2. »Hara«- und Bewegungsübungen

Von Leibtherapie innerhalb der initiatischen Therapie zu sprechen, ohne auf die Bedeutung von »Hara« hinzuweisen, hieße, ihre Basis zu vergessen. Denn »Hara«, wörtlich übersetzt »Bauch«, ist sozusagen der Raum der Erde im Menschen und damit »der Raum der Einschmelzung von Erstarrtem und Totem und das Prinzip des Umschaffens und Umwandelns«.[82] Sich im Hara als der eigenen »Erdmitte« zu verankern, fördert im Menschen die Verfassung, in der er mit dem universalen kosmischen Prinzip in Kontakt kommen kann. Die mütterlichen, lebenschaffenden Kräfte der Tiefe werden geweckt, und er kann sich neu an sie rückbinden. »Dadurch aber wird Strebung nach oben, in die Transzendenz, wieder ursprünglich und von unmittelbarer Kraft.«[83]
Aus diesem Grunde eignen sich Hara-Übungen besonders, wenn der Boden und Realitätskontakt gestört ist. Solchen Menschen fehlt der Zugang zu ihrem eigenen Schwerpunkt und damit zur rechten Mitte. Damit sind sie aber auch nicht

---

[82] Hippius, Im Faden von Zeit und Ewigkeit. In: Transzendenz als Erfahrung, S. 21.
[83] Ebd.

durchlässig für ihre eigene Schöpferkraft. Ein eingeschnürter und insofern ausgeklammerter Bauchraum wirkt »leer« und unlebendig. Der Schwerpunkt, den der Frühmensch und das Kind noch instinktiv besitzen, hält diese im Gleichgewicht. Der Erwachsene hat ihn verloren, weil er ihn hinausverlegt hat in äußere Anstrengungen oder Ziele.

Das Hinfinden zum eigenen Schwerpunkt läßt sich nicht trennen vom Hinfinden zum Wesen. Wo immer jemand die Übung im Leib in der rechten Weise vollzieht, kommt er auch der eigenen Mitte ein Stück näher. Denn die Übung von Hara ist die »Grundübung für alles rechte, d.h. wesensgemäße Dasein in der Welt«.[84]

Daraus ergibt sich mit innerer Konsequenz auch der Charakter jeglicher Bewegungsübung: sie muß aus der Mitte kommen, wenn sie echt sein soll, d.h. personal vollzogen. Das bedeutet, daß nichts wie nebenbei getan werden darf, sondern in jeder Bewegung der *ganze* Mensch anwesend sein muß, daß er sich dabei also »inständlich«, nicht gegenständlich erlebt.[85] Dies geschieht, wenn er innen Gespürtes nach außen in Bewegung umsetzt und außen Wahrgenommenes nach innen nimmt. Wo der Mensch *als Person da* ist, wird alle Unterscheidung von Körper und Seele überflüssig, denn er verwirklicht sich als personales Subjekt in der Einheit seiner Gebärden. »Rein« ist eine Gebärde dort, wo der Mensch durchlässig ist und »das Wesen sich unverstellt zu bekunden vermag«.[86] Jede reine Gebärde aber hat »heilende Kraft«.

3. Der griechische Tanz

Daß die griechischen archaischen Kreistänze in neuester Zeit ebenfalls zum Exercitium wurden, hat einen tiefen Sinn. Mit ihrem Reichtum an tradierten Formeln bieten sie eine frucht-

[84] Dürckheim, Vom doppelten Ursprung des Menschen, S. 189.
[85] Dürckheim, Der Alltag als Übung, S. 65.
[86] Dürckheim, Der Alltag als Übung, S. 71.

bare Möglichkeit, den leiblichen Urgrund wieder in Bewegung zu bringen. Es sind Tänze, in denen die Aufspaltung in heilig und profan noch nicht vollzogen war. Die Tanzformen sind Urgebärden, wie z. B. Schalen- oder Arkadenform, die ähnlich wie Mantren durch ständige Wiederholung ins Exercitium genommen werden. Dadurch wirken sie evozierend auf die vitalen Urkräfte, hier über das Medium des Leibes, der auf diesem Weg transparent werden kann.

Trotz Handfassung im Kreis ist jeder einzelne auf sich selbst gestellt, jedoch eingebunden in die Gemeinschaft durch die Formel. Jedes Exercitium kann nur in der eigenen Wurzel gründen. Da aber jeder in der gleichen Tiefe wurzelt, ist über sie Begegnung möglich und nur auf diesem Weg auch Transparenz in der Gemeinschaft. Das erfordert, daß jeder sich in seiner Mitte spürt. Deshalb wird zu Beginn des Tanzens jeweils die eigene Wahrnehmung jedes einzelnen geweckt. Nicht angezielt, aber einbezogen wird, daß auf diese Weise eine Offenheit in den Händen entsteht, welche einen Energiekreislauf unter den Teilnehmern in Bewegung setzt, damit aber auch die Möglichkeit schafft, Transparenz in der Berührung erlebbar werden zu lassen.

Es gibt auch die gemeinsame Mitte des Kreises, doch der Innenraum bleibt unbegangen. Wichtig ist freilich, daß er erspürt und ein Bezug zu ihm hergestellt wird.

Ein sehr einfacher und gerade deshalb so wirkungsvoller Rundtanz ist der »Enamythos«. Seine Mäanderformel umschließt die Symbolik von horizontal und vertikal, männlich und weiblich, sowie die Grundgesten des In-Erscheinung- und Zurücktretens in gleicher Weise. Der Mensch tritt nach vorn in einen »Lichtkreis« hinein und gibt im Zurücktreten den Platz wieder frei bis zum folgenden Hervortreten. Es dreht sich gleichsam ein Schicksalsrad und evoziert die im Menschen bereitliegenden Urgebärden, die dadurch neu zum Leben kommen können.

Eine andere archaische Form ist der Labyrinthtanz, der den Weg des Theseus zum Minotauros widerspiegelt. Dabei symbolisiert die Spirale in ihrer Zusammenwicklung von außen zur Mitte und ihrer Wiederaufwicklung von innen nach außen nichts Geringeres als den Individuationsweg in den Tod hinein und durch Wiedergeburt zum Leben. Es ist das ewige Thema des »Stirb und Werde«, das in diesem Tanz Gestalt annimmt. Es bedarf dabei des »Wissenden«, des Reigenführers, der den »Faden der Ariadne« besitzt und in der Mitte umzukehren weiß, damit die Bewegung nicht im Tode erstarrt, sondern in Fluß bleibt.

Bei beiden Tanzformen geht es wesentlich um zwei Anliegen: einmal um die Wiederbelebung erstarrter Formen oder der abgespaltenen Tiefenschicht, und das heißt letztlich: um die Durchdringung des Bio-Pols vom Geist-Pol her. Zum anderen ist die Verwandlung des Leibes hin zur Durchlässigkeit angestrebt. Um beides zu verwirklichen, darf die Energie während des Tanz-Vollzugs nicht nach außen fließen. Durch die konsequente Wiederholung der Formel entsteht eine Art »Gefäß«, und der Tanzende gerät sozusagen in einen alchimi-schen Prozeß. Die innerhalb dieses Gefäßes sich vollziehende Bewegung erzeugt Wärme, die jetzt – im Unterschied zum Alltagsleben – kein Ventil erhält, sondern ganz bewußt zugelassen und erspürt wird. Wenn der Mensch innerhalb des Gefäßes und damit im Fluß der vorgegebenen Bewegungsfor-men ausharrt, kann keine Energie ausfließen. So wird es gerade durch diesen Fluß möglich, den Widerstand gegen das Durch-halten und eventuelle körperliche Blockaden zu durchbrechen und das kleine Ich einzuschmelzen. Ein neuer Energiefluß kann als eine Strahlung nach außen sichtbar werden. Damit ist das Nur-Personale durchlässig geworden für ein Wesenhaftes. So wird die Parallele des Tanz-Exercitiums zur Meditation verständlich: in einer ersten Konzentrationsphase werden neue Bewegungsbahnen vollzogen und eingeübt. Sind sie »gekonnt« und bedürfen keiner Aufmerksamkeit mehr, kann eine medita-tive Qualität aufkommen.

4. Gebärden als Ausdrucks- und Bewegungsübungen

In der hier dargestellten Form ist die Arbeit mit Gebärden eine Schöpfung derselben Therapeutin, als deren Medium bereits der Kulttanz beschrieben wurde. Sie begreift Gebärde als verdichtete, keimhafte Leibbewegung, deren Entwicklung fördernde Vorbedingung zum Aufspringen der wahren Wesensgestalt im Leib werden kann. Ihr Ziel ist der Anschluß an das »ewige Jetzt« über das Medium des Leibes. Für ihre Arbeit hat sie folgende Struktur herausgefunden:

a. Zu Beginn bietet sie vielfältige Übungsformeln aus dem Gestaltkreis des Tanzes, der Bioenergetik, der Musik, des Tai-Chi oder der Gestalttherapie an, um einen Menschen zu bewegen – in Bewegung zu bringen auf seinem Weg zur Tiefenperson. Auch eine sinnenhafte Wahrnehmung wie das Ertasten von Gegenständen, z. B. Ball, Reif, Tuch, Stein oder Holz, ferner Geräusche, aber auch Vergegenwärtigung von Traumszenen oder eine geladene Alltagssituation benützt sie als Provokation.

Beim Vollzug einer Übung oder dem Sich-Einlassen auf ein Bild entsteht ein seelisches Spannungsfeld; projiziert in den Raum, breitet es sich aus, so daß der Bewegte sich z. B. im Zentrum des Kreises, im Schnittpunkt zweier Diagonalen eines Rechtecks – immer in irgendeiner Weise bezogen auf den Kreuzpunkt zweier auseinanderlaufender Kräfte – befindet.

b. Dieses Bewegt- und Ausgespanntsein gerinnt im Ausdruck einer Gebärde, die einen Bedeutungszusammenhang erschließt, und der Schlüssel zum »Tor des Geheimen« liegt in der Hand des Suchenden in Form einer verschlüsselten Gebärde.

c. Nun ist die Bereitschaft zum Verweilen und zur oftmaligen Wiederholung gefordert. Der gefundene »Schatz« wird so im wahrnehmenden, liebevollen Heben, Enthüllen, Betrachten, Umgehen einverleibt, und die Bewegung kommt in Fluß.

Methodische Hilfen dabei können sein: die Bewegung zu übertreiben, zu »versteinern«, zu verlangsamen, zu beschleunigen, zu verdichten, zu rhythmisieren, die komplementäre

Gebärde dazu zu suchen oder die Erweiterung durch aktive Imagination. So können die Gebärden sich wie Hieroglyphen zu einem zeichenhaften, sinnreichen Ausdruck formen und zu sprechen beginnen, sich in einer tänzerischen Bewegungsimprovisation ergießen, gleich einem leibhaftigen Redefluß.

Welches persönliche oder archetypische Thema auch immer eine Rolle spielt – ein solch gelungenes In-Bewegung-Sein gibt Anschluß an ein tiefes Lebens-Ja, und Freude geht auf.

Wie sieht nun so etwas konkret aus?

Eine junge Frau erzählt eine Alltagssituation: der Besuch der älteren Schwester habe sie aus der Bahn geworfen.

Auf die Frage: »Mit welcher Gebärde wärst du am liebsten deiner Schwester entgegengetreten?« machte sie eine abwehrende, abgrenzende Gebärde. Nun wurde sie gebeten, diese sowohl mit der rechten Hand nach rechts gewandt als auch mit der linken nach links, zu vollziehen und die verschiedenen Qualitäten zu erspüren. Nach links hin schälte sich aus der ursprünglichen Gebärde ein »Lehnen am Fenster, am Treiben in der Gasse neugierig und unmittelbar teilnehmend«, heraus. Nach rechts hin entdeckte sie: »hier ist die Art und Weise ganz anders, wie miteinander umgegangen wird: etwas Tötendes, Urteilendes wie das lähmende Urteil im Gerichtssaal herrscht hier«.

Diese schneidende, tötende Gebärde wurde zum Ausgangspunkt. Sie bot den Schlüssel für das weitere Geschehen. Die anfangs komplexe Gebärde differenzierte sich aus in »verbunden mit Allem« einerseits und »wie durch das Schwert getrennt« andererseits. Gefragt, ob es eine Situation gebe oder einen Menschen, zu dem diese Gebärde passen könnte, verstand sie bezeichnenderweise die Aufgabe falsch und nannte eine Person, die gegen sie selbst in solcher Weise urteilend auftrat, so daß sie sich als Opfer und somit gelähmt fühlte. Das lähmende Gift des Schlangenbisses fiel ihr ein und ließ erkennen, in welch archetypisches Spannungsfeld sie sich versetzt fühlte. Daher wurde ihr nun folgende Aufgabe gestellt: »Stelle dir einen Kreis vor, in dem sich ein zappelndes

Wesen befindet. Versuche es mit Bewegungen und Gebärde in einer Weise zu beschwören, daß es dir gehorcht!«

Die Frau begann mit beschwörenden, abgrenzenden Gesten sich im Kreis zu bewegen. Immer wieder war sie in Gefahr, durch Ohnmachtsgefühle und mutloses Weinen in Reglosigkeit und Faszination zu verfallen. Doch immer neu entschied sie sich für die Bewegung, bis sie schließlich in Fluß kam und in kraftvollem, rhythmisiertem Stampfen und nach außen weisenden Gebärden ihren Tanz vollzog. Ein Stück weit konnte sie so das eigene Gebannt-Sein aus der Fixiertheit befreien. Der schöpferische Akt war gesetzt und hatte sich in einer rhythmischen Formel eingeleibt. Leibhaftiger Vollzug löste die Projektion auf, und über das erneuerte Körpergefühl bahnte sich die Einsicht in ihren Weg: »Ich war ja wie gelähmt!«

Eine auf diese Weise ganz persönlich entdeckte Gebärde gibt Raum für das Hindurchschimmern einer Urgebärde und hat von daher eine tiefere Bedeutung als die Ausgangsgeste. Es kommt hier das Prinzip der Aspektierung zum Tragen, d. h. eine Gebärde, eine Bewegung erhält Tiefenschärfe dadurch, daß sie sich in einen größeren Rahmen einordnen läßt.

5. Ki no michi

Kinomichi als Exercitium meint den »Weg der kosmischen Lebensenergie«. So wird das, was vorher »Aikido« hieß, seit 1979 von Meister Noro (Paris) genannt. Aikido trug im Westen zu sehr den Aspekt der Selbstverteidigung, was dem Wesen dieser Zen-Kunst nicht entspricht. Es geht nicht darum, mit technischem Können einen äußeren Feind zu besiegen, sondern in erster Linie um eine Weise, *da* zu sein. Diese soll der Übende durch die Vergeistigung der Kräfte seines Leibes finden. Zwar steht am Anfang zunächst das Erlernen einer physischen Beherrschung, und in der Übung mit und am Partner wird angestrebt, dessen Angriff so abzuwehren, daß ich seine Kraft dazu benutze, ihn zu besiegen. Aber dieser äußere Vorgang ist mehr ein Vorbild für den Umgang mit dem inneren Feind in mir selbst: wenn ich ihm in dieser Form begegne, kann er mich nicht aus dem Gleichgewicht meiner Kräfte bringen. – So dient die Einübung körperlicher Beherrschung letztlich dazu, über vertieftes Erspüren in einen Zustand vergeistigter Lebenskräfte zu gelangen.

Dabei spielt die Überwindung des Dualismus eine große Rolle. Sie darf jedoch nicht auf Kosten einer Auflösung der beiden Pole Yin und Yang gehen, sondern die fruchtbare Spannung zwischen beiden muß zur Überhöhung in einem Dritten führen. Hier zeigt das nach außen angewandte Prinzip seinen tieferen Sinn: die Besiegung des äußeren Feindes ohne Gewaltanwendung setzt ein Einswerden mit dessen Kraft voraus, die mir dann zufließt. Auf mich selbst bezogen, heißt das, daß ich meinem eigenen Schatten seine Kraft entziehe, indem ich – präsent aus meiner eigenen Mitte heraus – der Kraft selbst begegne und mich nicht von dem Schatten als solchem irritieren lasse.

So finden die Kräfte, die sich zunächst feindlich gegenüberzustehen scheinen, in einer fruchtbaren Spannungsbegegnung zu jener Harmonie, die von Uranfang im Kosmos wirksam ist. Wo schnelle, präzise und elegante Bewegungen, allein und mit dem Partner, sich zu einem harmonischen Zusammenspiel ergänzen, spiegeln sie die kosmischen Rhythmen wider und schließen den Übenden wieder an die kosmisch-geistige Energie an, die letztlich alles durchwaltet. Dadurch kann die Urkraft, Ki, in ihm wirksam werden. Ki aber ist ihrem Wesen nach Liebe, und so bedeutet »Ki-no-michi« letztlich: Liebe üben!

Kapitel 12: Das Geführte Zeichnen

1. Die Methode

Ich habe bereits mehrfach auf das »Geführte Zeichnen« hingewiesen, das Maria Hippius zu einer therapeutischen Methode entwickelte, angeregt durch die Entdeckungen für ihre Dissertation: »Über den graphischen Ausdruck von Gefühlen« im Jahre 1936.

Die »Urformeln des Seins«, die sie dabei in ein meditatives Exercitium gibt, sind Strukturelemente einfachster Art, die jedoch eine »starke Geist- und Lebensträchtigkeit in sich haben«.[87] Die Möglichkeit solchen Tuns ergibt sich für Hippius aus der Tatsache, daß solche Formeln des Werdens als »Urgut« in der gesamten Schöpfungsordnung ruhen und somit auch dem Menschen als potentielles Formerleben innewohnen. Dieses zu er-innern, d. h. aus dem Innern wieder hervorzuholen, kann folglich einer Methode unterstellt werden. Wie ein Samenkorn durch entsprechende äußere Bedingungen »gereizt« werden kann, zu keimen und seine latente Energie zu entfalten, läßt sich auch der seelische Prozeß des Menschen systematisch anreizen und so seine verborgene Schöpfungs- und Seinskraft wecken. Was sich beim Samen mit natürlicher Gesetzlichkeit vollzieht, kann der Mensch in eigene Verantwortung nehmen. Was an Ursprünglichem in ihm angelegt ist, wird »durch das Zeichnen im Sinne eines Zeichen-Setzens« evoziert, so daß mit einer »geheimnisvollen Konsequenz auch eine Nötigung zur confessio aufbricht«[88], die eine Neuorientierung möglich macht. Die meditative Weise des Tuns läßt solches Zeichen-Setzen immer vertiefter und dichter werden, so daß die Formen

---

[87] Hippius, Beitrag aus der Werkstatt. In: Transzendenz als Erfahrung. S. 69.
[88] Ebd.

immer ungewollter aufs Papier kommen, bis der Übende schließlich *ist,* was er tut. Äußeres Tun und inneres Erleben verschmelzen miteinander und verstärken sich gegenseitig in ihrer Kraft.

Was an Formeln gegeben wird, sind »sichtbar gemachte Urgebärden des Seins, nach deren Modus sich alles Lebendige regt und ausprägt«.[89] Es sind halbkreisförmige Linien wie Schale und Arkade, Wellen- und Schlangenlinien als Verbindung von beiden, Kreis, Lemniskate oder Spirale als Formen von weichem, rundem und fließendem Charakter. Demgegenüber stehen die geraden Linien männlichen Charakters, die sich in spitzen, eckigen, winkligen Formen zu Dreieck, Quadrat und anderen geometrischen Strukturen zusammenfügen. Sie wurden nicht von Menschen erdacht, sondern begegnen uns als strukturierende Entwicklungselemente überall in der Natur. Ein noch zusammengerolltes Blatt wie beim Farn oder der Embryo geben uns im Bild einer Spirale das Beispiel eines noch schlafenden Formungswillens, der in einer Auf-Wickelung das zugrundeliegende Inbild zur Entfaltung bringen möchte. – Felsen, Blitz oder Kristalle andererseits zeigen männliche Formelemente.

Werden solche »Ur-*Gebärden* des Seins« – was ich mit der Hand zeichne, kann ich natürlich auch mit dem ganzen Leib im Raum darstellen – methodisch zur Übung und Ein-Bildung gegeben, wirken sie, wo sie meditativ genug vollzogen werden, auf den archetypischen Bildgrund der Seele. Da die »Archetypen die Kraft lebendiger Keime haben«[90], werden die nach Bildwerdung drängenden Tendenzen der Tiefenperson des erlebenden Menschen angeregt, und Formelhaftes kann organisch zu individueller Form werden. Es geschieht Rückbindung an die eigene, unverdorbene Ursprungskraft, und Werde- und Wirkkräfte, die durch persönliche Bedingtheiten verschleiert oder verschüttet wurden, können in ihrem Gestaltungs- und

---

[89] Ebd.
[90] Govinda, Durchbruch zur Transzendenz, in: Transzendenz als Erfahrung, S. 267.

Verwandlungswillen angesprochen werden. Wenn das immerwährende Hervorholen formelhafter Kräfte in unermüdlichem Exercitium einen Menschen immer tiefer als ganzen trifft, erfolgt schließlich ein Umsprung in etwas Neues, und es differenziert sich ein Drittes aus, das sich geistig belebt.

Nicht nur die Formen als Ausdruck sichtbar gewordener innerer Bilder, sondern ebenso die Qualität des Zeichenstriches sind für Hippius ein wichtiges Kriterium dafür, auf welcher Stufe seines Prozesses ein Mensch steht, ob er therapie- oder vergeistigungsfähig ist. Sofern die Übung auf Papier und mit Kreide geschieht, sind die Sinne angesprochen. Ihre Kultivierung gehört unabdingbar zur initiatischen Therapie dazu, denn der »Weg zur Geistigkeit des Geistes geht über die Sinne, nicht über den Intellekt«.[91] Hat ein Strich noch keine Qualität, ist er noch veräußerlicht. »Hat er bereits Qualität, ist er schon von der sinnlichen Wahrnehmungsfähigkeit innen übernommen.« Denn, wenn der Übende »keinen Widerstand mehr setzt und keine Veräußerlichung mehr zuläßt, kann die Hand dasselbe Zeichen außen setzen, was ihm in den Sinnen aufgegangen ist.«[92] Ist die innere Wahrnehmung rein, ist sie immer eine »Wahrheit-Nehmung, d. h. etwas ist in seiner reinen Qualität und seiner reinen Form als Erlebnis im Menschen«.[93]

Auf die Strichqualität kann ich in diesem Rahmen nicht genauer eingehen. Um nur auf einige Beispiele aus vielen Varianten hinzuweisen: Es gibt diffus-weiche, undurchlässige, formale, gestaute, gebremste, verhaltene oder zerstückelte Striche, solche mit Häkchenbildung, die z. B. andeuten, daß die eigene Kraft nicht zugelassen werden kann, oder mit Knötchen versehen als Zeichen für Trieb-Intellekt-Spannung. Für den ersten Eindruck wichtiger ist die Unterscheidung zwischen Grobsinnlichkeit, Feinsinnlichkeit und Übersinnlichkeit. Ein grobsinnlicher Strich erscheint z. B. dort, wo jemand eine starke Sinnenhaftigkeit zum Ausdruck bringt, aber noch keine

---

[91] Hippius, Mündliche Mitteilung an die Verf.
[92] Ebd.
[93] Ebd.

Differenzierungsfähigkeit hat. Er verfeinert sich, sobald es sich in die fünf Sinne differenzieren kann und die geballte Energie Kanäle erhält. Der übersinnliche Strich ist hauchfein und kristallin klar.

Um einem Mißverständnis vorzubeugen, möchte ich zu Beginn betonen, daß es sich beim Geführten Zeichnen nicht darum handelt, daß der Therapeut etwas vorgibt und die Führung übernimmt, sondern die Führung hat jene Instanz im Zeichner, welche Dürckheim den »inneren Meister«, Hippius das »principium formans«, Jung (im »Geheimnis der Goldenen Blüte«) das »Tao«, Heyer den »inneren Heiler« oder Schmaltz »das Waltende« nennt. Aufgabe des Therapeuten ist in erster Linie, herauszuspüren, welche Richtung die Gestaltungstendenz des Initianden weist und wo *seine* Weise des Weges liegt, d. h. aber auch: was bei *ihm* möglich ist und was nicht.

Das kann konkret z. B. so aussehen, daß ein sehr weiblich betonter Mann, der sich weigert, gerade oder spitze Linien zu zeichnen, zunächst einmal nur mit runden und weichen konfrontiert wird und zwar so lange, bis er selbst ihrer überdrüssig ist. Bei einem ganz ähnlich strukturierten Mann kann ein ganz anderer Ansatz erforderlich sein. Steht jemand in einem aktuellen Konflikt, so ist eben jener Konflikt sein Führer, und der Therapeut geht mit in diese Führung. Es ist die gleiche Einstellung notwendig, auf die schon Jung hinweist: »Lange Erfahrung hat mich belehrt, auf alles Vorher- und Besserwissen zu verzichten und dem Unbewußten den Vortritt zu lassen.«[94]

Es gibt so viele verschiedene Ansätze, wie es Individuen gibt. Hippius selbst breitet zunächst einmal den gesamten Formelschatz vor dem Übenden aus und setzt einen Impuls, indem sie etwa fragt, welche Formel ihm spontan entgegenkomme. So kann der Betreffende selbst wählen, was er als Nachholbedarf

---

[94] Jung, Die Archetypen und das Kollektive Unbewußte, Werke IX, 1, S. 313.

noch in sich hineinnehmen muß. Die weiteren Formeln ergeben sich im Verlauf des Zeichnens von selbst, wenn er bestrebt ist, sich ohne Vorbehalte des Ich auf die Übung einzulassen.

Allgemeingültig ist der Beginn mit einem leeren Blatt. Dieses ist das Absolute, dem der Zeichner begegnen wird. Es ist wie ein unberührtes Land, wie Neuschnee ohne jede Spur, wo alle Möglichkeiten zwar vorhanden sind, aber noch keine verwirklicht wurde. Welches Zeichen der Initiand nun auch setzen mag, und sei es nur ein winziger Punkt – von diesem Zeichen her und auf es hin verändert sich das gesamte Feld. Mit ihm hat der Mensch selbst einen Hinweis gegeben, dem er folgen wird, auch wenn er selbst ihn noch nicht erkennt. Ein Neubeginn ist gesetzt, der zwar verändert, aber nicht mehr rückgängig gemacht werden kann. Alles, was folgt, ist Auszeugung und Differenzierung dieses Uranfangs, und was der Übende auch heraussetzt, alles geschieht in seiner eigenen Verantwortung. Er selbst ist in diesem Tun, und er erschafft sich selbst darin neu.

Es kommt vor, daß jemand, bevor er beginnt, lange und intensiv das Papier ertasten muß. Das geschieht meist mit geschlossenen Augen, um die Sinne wach werden zu lassen. Für jemanden, der menschliche Berührung scheut, kann es vielleicht eine erste Möglichkeit sein, seinen Tastsinn wieder zum Leben zu erwecken. Es ist möglich, daß er erschüttert feststellt, wie dies zu einem tiefgreifenden Erleben bis in alle Fasern seines Körpers hinein wird.

Einer zögert vielleicht sehr lange, bis er es wagt, ein Zeichen in das unbegangene Neuland zu setzen. Und er mag daran erkennen, daß ein Neubeginn, die Entscheidung, eine grundsätzliche Schwierigkeit in seinem Leben überhaupt ist. – Wieder ein anderer legt vielleicht sofort los und fährt wild über das Blatt, bis es zerreißt. Dann liegt genau in dieser Aggression, die er damit freisetzt, zunächst die Führung, und es ist wichtig, daß ihm dabei selbst bewußt wird: Das ist jetzt dran! Hier muß ich weitermachen!

In verkrampfter Haltung zu beginnen, ist keine günstige Voraussetzung. Deshalb wird es gut sein, einen solchen Menschen erst einmal spüren zu lassen: Wo bin ich verkrampft? Haben die Füße Bodenkontakt? Erlebe ich mich aufrecht? Spüre ich meinen Beckenraum? Gibt es eine Verbindung zwischen Scheitel und Beckenboden? Es kann aber ebensogut sein, daß die Verkrampfung, in der jemand auf seinem Stuhl sitzt, zum Ausgangspunkt überhaupt gemacht wird. Denn *das* ist jetzt *seine Situation*, die er vorerst einmal als *sein* Da-Sein hier und jetzt wahr- und annehmen muß, weil er sich darin in einer ganz bestimmten Weise aussagt. Und wenn er ehrlich dazu steht und nicht zu korrigieren versucht, sobald er seiner Haltung gewahr wird, dann hat er bereits einen wichtigen Anfang gesetzt: jeglicher Neubeginn entsteht aus der Wahrnehmung – der »Wahrheit-Nehmung« –, nicht aus der Korrektur! Läßt er sich zu als den Verkrampften, der er gerade ist, dann kommt er möglicherweise an seinen Schmerz, den er mit seiner Verkrampfung vielleicht schon seit vielen Jahren abwehrt. Und wenn es in ihm dafür reif ist, mag es sein, daß der Schmerz auf dem Papier Gestalt gewinnt, vielleicht *seine* Urform des Schmerzes, die damit zur Führungsinstanz wird, durch welche Therapeut und Übender sich leiten lassen.

Ein anderer, der seine Energie zu sehr in Aktivitäten nach außen verliert, ist nicht in der Lage, sich zu konzentrieren. Hier kann es sein, daß der Kreis als Übungsformel angeboten wird, mit welchem er seine Energie zuerst einmal ein-»kreisen«, innerhalb eines Temenos, eines »heiligen Bezirks«, zu sammeln vermag, bis er selbst mit dem Kreis identisch wird und etwas Neues herausspringt. »Ich selbst bin dieser Kreis« kann dann eine sehr tiefe Erfahrung sein.

Das sind Möglichkeiten von Ansätzen, die genausogut auch anders aussehen könnten. Es gibt keine Verallgemeinerung nach dem Motto: Hast du diese Schwierigkeit, dann beginne mit jener Formel! – Bei vielen wird in den ersten Spontanzeichnungen ganz von selbst eines der Urelemente sichtbar, das dann herausgenommen und ins Exercitium gegeben werden kann. Will ein Zeichner noch etwas *machen,* ist er der Chance des initiatischen Moments noch fern. In einem solchen Fall legt es sich nahe, ihm eine Urformel, die der Therapeut für ihn als geeignet herausspürt, zur ständigen Wiederholung zunächst einmal zu *geben,* um zu sehen, ob er sich meditativ auf sie einlassen kann. Denn bei ihm besteht die Gefahr, daß er eine Aufgabe schnell abtut oder sie rein formal zu bestehen sucht. Dort wäre das Zeichnen ohne Gültigkeit. Nur im meditativen Umgehen mit ihr kann eine Urformel zum Sein sich tiefer einsenken, bis das Individuum an irgendeinem Punkt sich persönlich getroffen fühlt: hier bin ich angesprochen! Hier muß ich ansetzen! Ist jemand dort angelangt, hat er das Machen transzendiert und kann erfahren, daß alles, was auf dem Papier unter seinen Händen Gestalt gewinnt, letztlich er selbst ist in seinem jetzigen So-Sein. Er erlebt z. B.: »Ich bin selbst der Pfeil, der irgendwohin schießt, unbekümmert darum, ob er jemanden trifft«, oder: »Ich bin selbst die Schale, die etwas empfangen möchte.« An dieser Stelle ist dann »die Spaltung zwischen dem Zeichnenden und dem Zeichen aufgehoben«.[95] Das sichtbare Zeichen ist Ausdruck innerer Bewegung geworden.

Eine meditativ gesetzte Urformel bewirkt genau das, was sie meint, und wird damit zur schöpferischen Form: ein archetypisch vorhandenes Urgut kommt *in der Sprache des je eigenen Wesens* zum Klingen. Was allgemeine Schöpfungsformel war, wird lebendig in der individuellen Antwort dessen, der von ihr angesprochen wurde, und was er auf dem Papier auszeugt, wird zum Spiegelbild seiner selbst. Die Brücke zum eigenen Wesensgrund ist geschlagen. Wo dieser sich auftut, ereignet sich für den Menschen Rückbindung an etwas Transpersonales. Die Bewegung, an die er sich damit wieder angeschlossen hat, ist nicht nur subjektiv. Es ist die jeder Seele innewohnende Entelechie, aber die Weise der Gestaltung der angesprochenen Kernkräfte ist nur für den einzelnen gültig. Je mehr der Mensch

[95] Hippius, in: Transzendenz als Erfahrung, S. 70.

mit den angesprochenen Kräften in Einklang kommt, um so mehr erwacht ein »genuines Gestaltgewissen«[96], das in feinster Differenzierung einerseits eingeschliffene Fehlhaltungen löst und andererseits neue, individuelle Gestaltungen entstehen läßt. »Die erzeugten Formen stehen bei einem wirklich tiefgreifenden Prozeß maßgeblich für die eigene Werdewirklichkeit.«[97] Was beispielhaft auf dem Papier sichtbar wird, entspricht bei diesem gleichsam kultischen Tun einem inneren Geschehen, das von zunehmender Bewußtwerdung des Übenden begleitet ist, so daß er es in seine eigene Verantwortung nehmen kann. Spontan tauchen Assoziationen und Einsichten auf, die ihm tiefere Zusammenhänge erschließen und einen sinngebenden Faktor sowie ein Richtungsprinzip hinter seinem Geschehen – und das heißt: hinter seiner Werdensgeschichte – erahnen lassen. Mehr und mehr erfährt er sich in seinem Tun als Schöpfer seiner selbst, als Gestalter eines ihm innewohnenden Entwicklungsgesetzes, das er Wirklichkeit werden läßt. In dem damit verbundenen Wechsel zwischen der Lösung falscher Bahnungen und der Schaffung von neuen kann es geschehen, daß tief im Unbewußten sitzende Traumata aus früheren Lebensbereichen plötzlich aufbrechen und aussagbar werden.

Dabei kam z. B. Petra ins Erleben einer sehr frühen Verletzung, die sie bis dahin nur als gehörtes Wissen besaß: sie hatte bereits vor der Geburt hungern müssen, weil ihre Mutter nicht genügend Nahrung in der Placenta besaß. So kam sie schon mit einer Kernschädigung zur Welt.
Nachdem im Zeichnen ein Übungsfeld bereits eingespielt war, tauchte plötzlich dieses Urerleben auf, und ihre spontane Assoziation lautete: »Die Mutter gab kein Leben, ich muß neu aufbauen!«

Eine solche Aussage hört sich in den Ohren des Welt-Ich vermessen an. Doch sie geschieht bei Petra bereits im Raum der vierten Dimension: sie wird sich ihrer Kerbung inne, und diese Selbstwahrnehmung ruft spontan das Wirken des inneren Heilsfaktors auf den Plan: »Ich kann mich selbst neu aufbau-

[96] Ebd., S. 71.
[97] Ebd.

en!« Das meint Aktivierung des Kerns und seiner schöpferischen Kräfte. Ihr Schmerz ist zur Nahtstelle geworden, an der der Tod ins Leben umsprang.

Indem das bewußte Ich sich eine solche »Eingebung« zu eigen macht, schließt es sich an das Selbst wieder an. Die Trennung zwischen beiden wird überwunden, die Ich-Selbst-Achse ersteht neu. Im Zeichen der Zentroversion ist die Möglichkeit eingeleitet, aus der Kernneurose herauszuspringen, um auf einer höheren Stufe Mensch zu werden. Die gesamte Lebenssituation des Individuums erfährt Veränderung in einem sehr tiefen Sinn, weil die Traumatisierung in die Verwandlung genommen und damit gleichzeitig eine Regression ins Primitive gebannt ist. Ein neuer Lebensquell in Form eines selbstgeschaffenen Symbols taucht in Petras Zeichnungen auf: das Wiederzusammenfinden der bipolaren Kräfte in einer einzigen Gestalt: Mann und Frau zugleich. Geist und Stoff haben in ihr zu einer neuen Einheit gefunden, die übergegensätzlich ist. Der »schöpferische Mensch« tritt auf. – Mit ihrem Ursprung hat Petra auch ihre Religiosität wiedergefunden, die von anderer Qualität ist als die früher gelebte. Der Ursprung selbst ist jetzt das Religiöse, in dem sie sich ihrer eigenen Gott-Natur bewußt werden kann.

Wenn ein Mensch im Individuationsprozeß lange »Abgespaltenes wieder in den seelischen Kreislauf hineinnimmt«, wo es »Einschmelzung erfährt«, kann die anfängliche »Zeugungslust«,[98] die dabei entsteht, durchaus aggressiven oder destruktiven Charakter haben. Er wird jedoch auch in seinen destruktiven Reaktionen ein ungeheures Kräftepotential entdecken, das es einzubinden und in eine konstruktive Form zu verwandeln gilt. Das betrifft alle Emotionen, die dabei hochkommen: sie dürfen, ja, sie müssen als solche sein und angeschaut werden. Denn sie sind eine wichtige Durchgangsstufe, die gelebt werden muß, damit die Fülle und Kraft der Tiefe erfahren werden kann. Entscheidend ist, daß jemand nicht auf einer solchen Stufe stehenbleibt, daß er sich nicht mit

[98] Ebd., S. 73.

seinen negativen Emotionen, seinen aggressiven und destruktiven Kräften identifiziert. Denn solange die freigewordenen
Energien noch als Drang oder Emotion erfahren werden, bleibt
der Mensch ein Getriebener, und solange bergen sie noch die
Gefahr einer Regression, z. B. in die Brutalität, in sich. Hier hat
der Therapeut die Aufgabe, dem Zeichner die feine Distanz zu
vermitteln, die schauen und horchen kann, was solche Kräfte in
ihm bewirken und wohin sie ihn ziehen wollen.
Es »setzen sich ganz von selbst geistige Formkräfte durch,
wenn es genügend gegärt hat. Ein katalytischer Faktor tritt in
Kraft, der den Übenden und seine Erlebnislage schlagartig
umstimmt«.[99]

2. Beispiele aus einigen Zeichenprozessen

Im folgenden möchte ich anhand von Zeichnungen aus
verschiedenen Prozessen die theoretischen Darlegungen näher

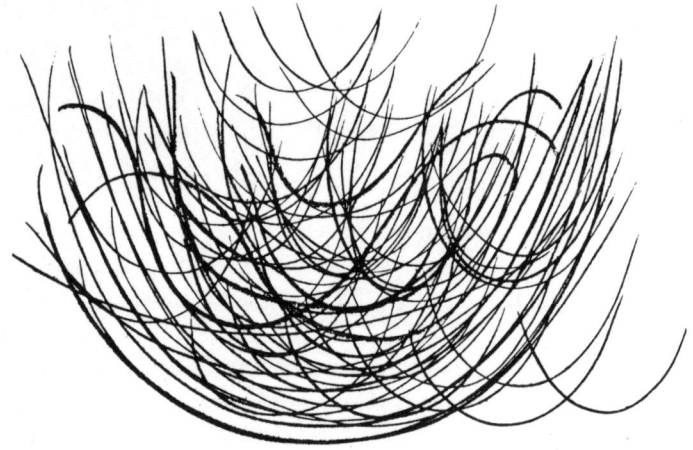

[99] Hippius, Mündliche Mitteilung an die Verf.

illustrieren. – Im ersten Fall handelt es sich um den Übungsprozeß eines Mannes von etwa 30 Jahren. Er litt an einer erblichen motorischen Unruhe und hatte eine starke Neurose mit gewissen wahnhaften Zügen. Er fing mit der Schalenform an und blieb wochenlang dabei, mit mehreren hundert Zeichnungen. Er selbst nannte das »Schalenspiel«.

Seine Serie macht deutlich, daß trotz der immer gleichen Urform unendlich viele Differenzierungen auftauchen innerhalb einer einzigen Form, und daß es auch bei demselben Menschen nie zweimal die gleiche Schale gibt. Das Zeichen wandelt sich immer neu, weil es eben *seine* Schale ist und nicht *die* Schale.

In der ständigen Wiederholung kommen dann verschiedene Themen auf. Der vorher stark mit Mutter und Tante verbundene Mann transponiert diese Gegebenheit ins Geologische: »Schalen als geordnete geologische Schichten«

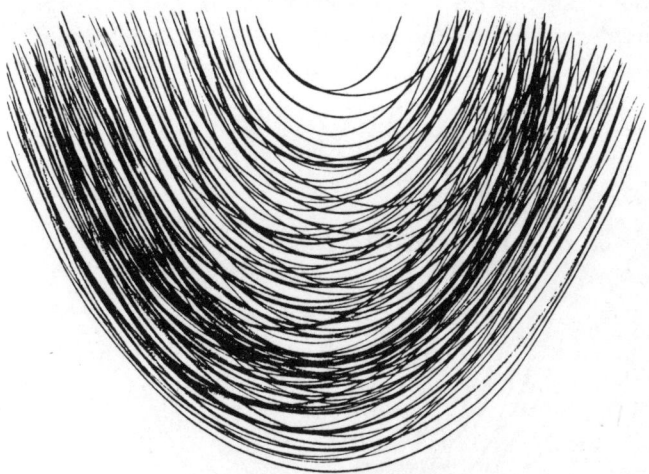

Bei diesem Prozeß, der noch nicht initiatisch ist, werden erst einmal Bedingungen geschaffen, wobei die Auseinandersetzung mit dem Weiblichen im Vordergrund steht. Als er den Einfall hat: »Ich hebe meine Anima heraus, die zuvor im Meer lag«, ist er in die Reflexion gekommen.

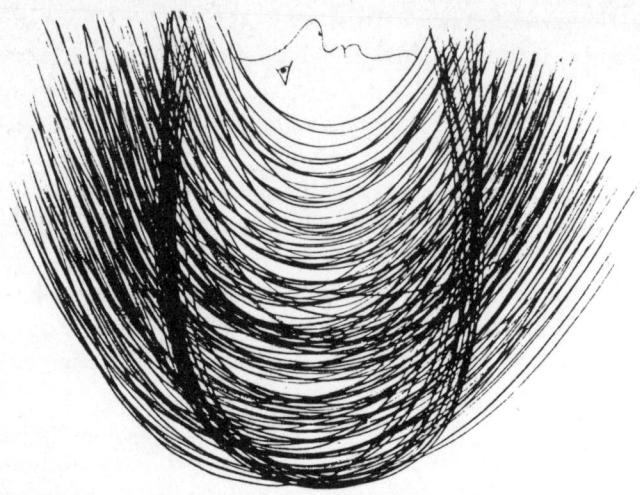

Da er nun nicht mehr im Meer des Mütterlichen zu ertrinken droht, kann er auch seine phallische Kraft erfahren und schöpferisch werden: »Finger, der in die Mondsichel taucht«.

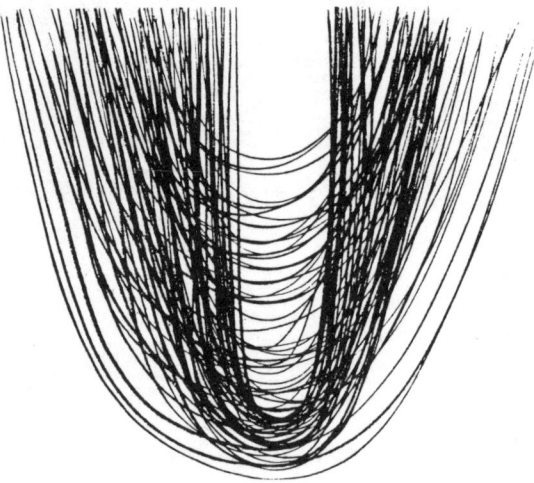

Hier wird eine noch nicht vollzogene und bisher unterdrückte Entwicklungsphase durch eine ganz konkrete Übung mit einer

Urgebärde des Seins wieder aktiviert, und vorher gebundene Kräfte können neue Bahnungen erfahren. Das wird nach weiteren fünfzehn Bildern noch deutlicher, als er dem folgenden Bild: »Kreuz im Tal der Schalen« einen Text beifügt, in welchem er schreibt:

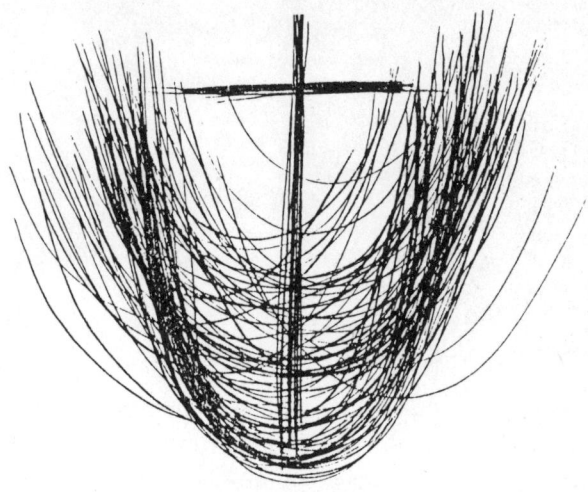

Das Zeichnen der Schalen war für mich sehr bewegend. Nach einiger Zeit kam mir das starke Bedürfnis, ein Kreuz einzurammen. Schlagartig war mir wohler zumute. Ein Gefühl der Sicherheit kam hinzu: mit dem Kreuz entsteht Orientierung.

Was anfangs »Spiel« war, verdichtete sich zunehmend auf das für ihn Notwendige hin: die Herausschälung seiner Anima aus dem diffus-ungeordneten mütterlichen Bereich. Danach war es ihm möglich, sich mit männlicher Kraft dieser weiblichen Tiefe zu nähern und durch das Kreuz Orientierung hineinzubringen. Anstatt im Meer des Matriarchalen zu ertrinken, schuf er mit männlicher Bewußtheit neue Orientierung.

Die folgenden vier Bilder stammen aus meiner eigenen Arbeit mit einem ca. 40jährigen Mann, Olaf. Das erste benennt er: »Der einäugige Dämon«.

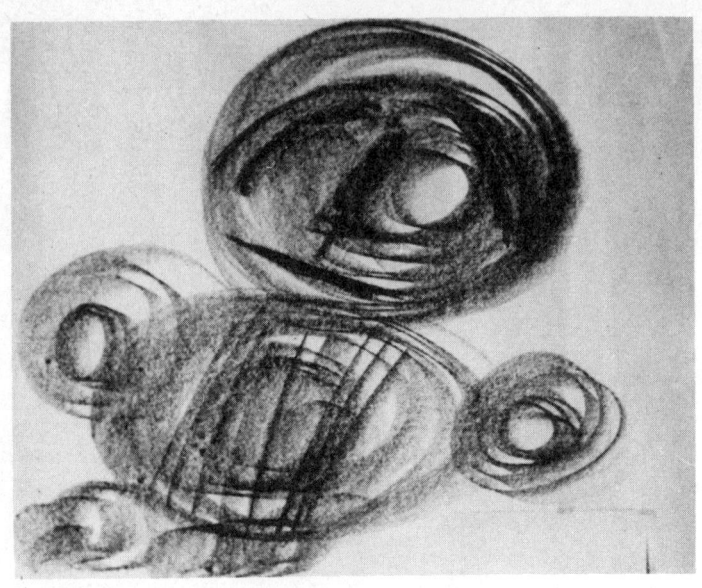

Er setzte diese Gestalt spontan aus sich heraus und mußte erst im Nachhinein entdecken, daß dies jener Feind in ihm war, mit dessen Hinterlist er immer neu zu kämpfen hatte. Daß der Dämon einen großen Teil seiner Kraft bindet, wird in der Zeichnung gut sichtbar, aber ebenso, wie sehr die Aggressionen noch im Unbewußten stecken. Das zeigt die noch archaische Gestalt mit dem einen Sonnenauge und dem gleichsam »uroborischen Blick«. Er schaut noch einäugig, weil Zweiäugigkeit ja Bewußtheit voraussetzen würde, dieser Mann aber das Versinken im uroborischen Unbewußten immer wieder vorzieht. So hat er in dem Bild ungewollt zum Ausdruck gebracht, welchem Dämon er stets aufs neue verfällt, wenn er sich verzweifelt dagegen wehrt, Konflikte und Situationen anzuschauen, um nicht die Augen davor zu verschließen und »müde zu werden«.

Beim zweiten Bild entstand zunächst ein Wirbel von einer mehr »kosmischen« Strichqualität. Plötzlich setzte Olaf das Kreuz hinein und damit dem Dämon, der ihn herumgewirbelt hatte, ein kraftvolles Ordnungsprinzip entgegen, sozusagen das

Todeskreuz für den Wirbel. Es entsteht eine Vierteilung des Kreises, wobei es keine Rolle spielt, ob die vier Himmelsrichtungen, die vier Jahreszeiten oder etwas anderes gemeint sind. Olaf dachte nicht an die Vierteilung, er hat beim Zeichnen den Wirbel mehr »durchgestrichen«. In jedem Fall gilt: die Vierteilung des Kreises ermöglicht es, Abstand zu gewinnen vom Verschlungenwerden. Sobald jemand ein Kreuz in den Kreis schlägt, kann er diesem gegenübertreten. Der intensive, vom Ego her gesetzte Strich, deutet an, wie wichtig es für Olaf ist, das Entgegentreten in die eigene Verantwortung zu übernehmen. Er schreibt erstmals: »Nimm dein Kreuz auf dich!« Das ist noch nicht gelebt, aber die Auseinandersetzung mit einer für ihn harten Situation zu Beginn der Stunde ließ diese Wahrheit als Forderung ins Bewußtsein treten.

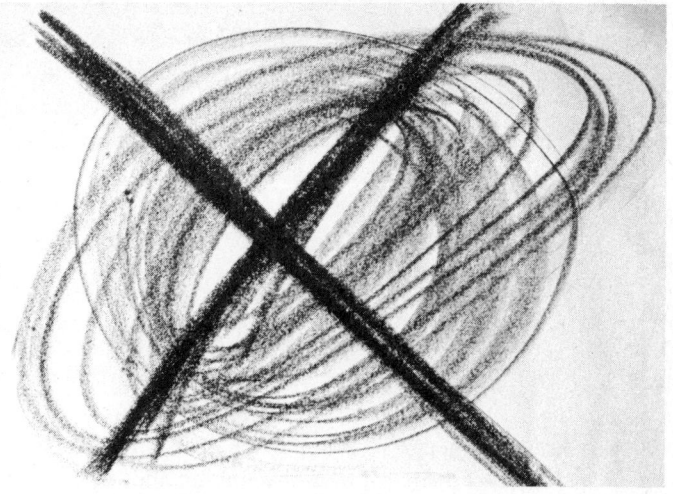

Auf dem dritten Bild begann er mit der Senkrechten und teilte das Blatt in zwei Hälften. Es folgten nacheinander: Kreis, Wellen, Schale. Er hatte das Bedürfnis, den Kreis in einer Schale ruhen zu lassen und merkte nicht, daß man durchaus auch an ein Boot auf Wellen denken konnte. Am Schluß hatte er plötzlich die Eingebung, eine Horizontale zu setzen, und so entstand über dem ersten Kreuz ein weiteres, was ihn zu dem

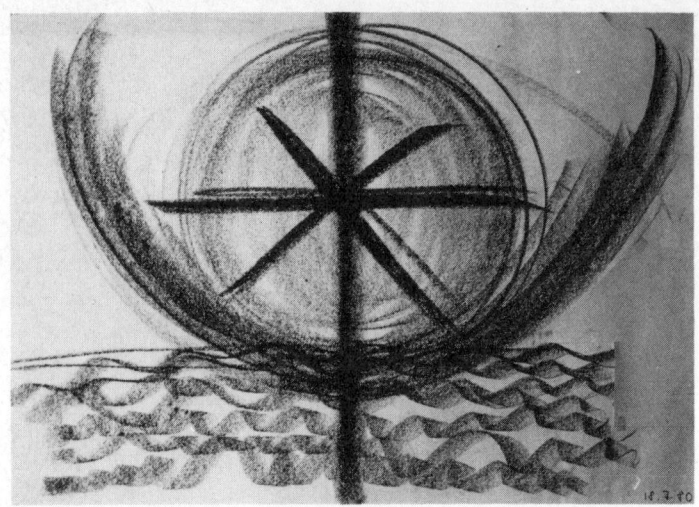

spontanen Ausruf veranlaßte: »Das ist ja das achtspeichige Rad!« Damit sprach er selbst das »Rad der Verwandlung«, ein Zeichen der Ganzheit, an. Es erinnerte ihn an den achteckigen Grundriß einer Kirche, der in einem seiner früheren Träume ausgegraben worden war – ein Grundmuster, das in ihm angelegt, aber von ihm noch zu entdecken ist.

Da dieses Kreuz auch Auferstehung versinnbildet, läßt sich auch an das Überbewußte denken, das den Christus trägt und auf den Wassern des Unbewußten ruht.

Die Aussage Olafs, das Bild sei eine »Zukunftsvision«, scheint mir sehr treffend, wenn man bedenkt, daß sein derzeitiger Zustand noch weit mehr vom »einäugigen Dämon« geprägt ist als vom Kreuz-Tragen. Es kommt in den Zeichnungen schon zu einem momentanen Auch-So-Sein-Können, aber es trägt noch nicht durch und läßt noch keinen »Wegleib« entstehen. Das Dämonisch-Schwarze steht ihm noch allzusehr im Weg und taucht immer wieder in seinen Fingerfarbenbildern auf: zunächst nur als häufig wiederkehrende schwarze »Wand«, auf dem folgenden Bild aber bereits in Form von schwarzen Türmen; inzwischen ist es der schwarze Drache geworden, den er in immer neuen Variationen heraussetzt.

116

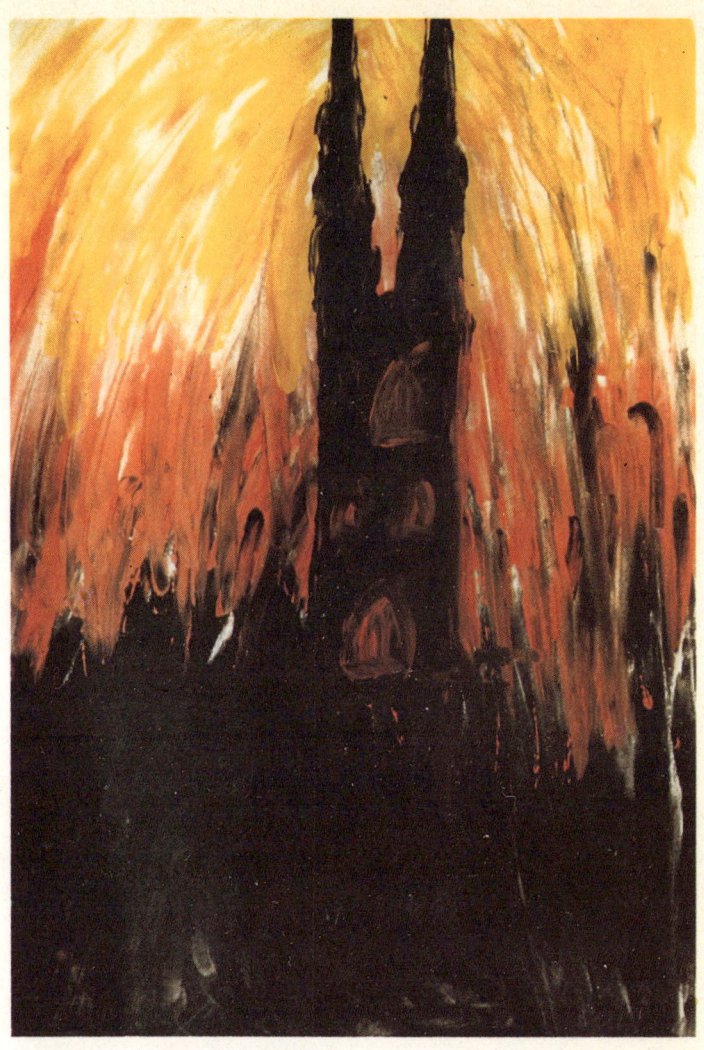

Dieses letzte Bild hat Olaf nicht benannt, er wußte nichts damit anzufangen. Er hatte seine Depression darstellen wollen und zunächst den schwarzen Grund gemalt. Alles andere ergab sich von selbst, am Schluß die gotischen Türme, über welche er sehr erstaunt war. Das gotische Element erschien bereits mehrfach in seinen Träumen, und es besteht wohl auch ein Zusammenhang mit der Tatsache, daß er vor 15 Jahren aus der Kirche austrat, deren Moral er früher intensiv vertreten hatte. Mit der Kirche lehnte er dann auch Gott ab, und das, was für ihn Licht hätte sein können, wurde zum »Kernschatten«. Olaf mußte wohl zuerst Antichrist werden, um Christ werden zu können.

Das folgende Bild eines 35jährigen Mannes habe ich als einzelnes herausgegriffen, weil es den mehrfach angesprochenen »Quantensprung« sehr eindrücklich verdeutlicht:

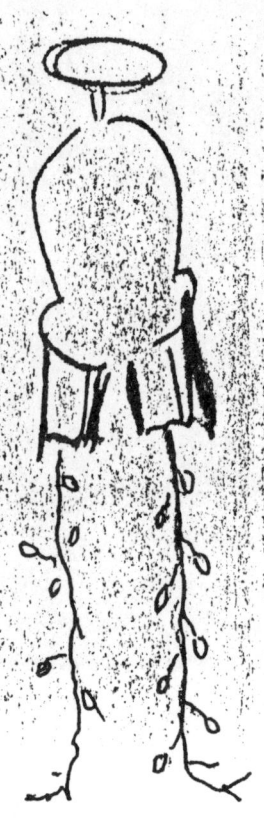

Indem er sich mit abgehackten Beinen darstellte, wollte der Zeichner illustrieren, wie sehr er sich infolge eines schweren Kindheitstraumas seiner männlichen Potenz beraubt und dadurch in seinem Fortschritt behindert fühlte. Trotz eines guten Berufes konnte er nicht existieren und nicht auf Dauer produktiv sein. Eine klassische Analyse sowie andere Versuche waren ohne Erfolg geblieben.

Dieser Mann brauchte den geistigen Quantensprung, um wieder leben zu können. Aber er mußte zuerst noch zwei Jahre das Trauma umkreisen, bis es eines Tages urplötzlich umsprang: neues Leben begann aus den Knien zu sprießen, entsprechend dem Wort bei Isaias 11,1: »Aus Isais Stumpf aber sproßt ein Reis«. Es wird also nicht an der wuchernden Natur geschehen, sondern dort, wo diese durch äußere Einflüsse eines gesunden Weiterlebens beraubt ist. – Von diesem Tag an nahm der Prozeß eine neue Richtung und entwickelte sich konstruktiv. Bis das geschehen konnte, hatte er vieles opfern müssen, vor allem die Hoffnung, ein menschlich-natürliches Leben führen zu können. Erst als er aus dem natürlichen Feld heraussprang und den »Opfertod starb«, konnte der abgehauene Stumpf einen neuen Sproß treiben, jedoch in einem umrissenen Gestaltkreis. Als er die Versehrtheit, und das heißt: das Sein in der Quaternität, hatte annehmen können, konnte die potentielle Energie, die dadurch gebannt war, zur »quinta essentia« hin fruchtbar werden. Das Zeichen neuen Sprießens war gleichzeitig ein sicheres diagnostisches Mittel, zu erkennen, daß Vergeistigung und ein Weitergehen auf dem Individuationsweg möglich waren.

Im folgenden soll an Zeichnungen einer heute 37jährigen Frau, die ich »Renate« nennen möchte, gezeigt werden, wie auch auf einer entwickelteren Stufe ein Prozeß immer wieder an einen Anfang zurückschwingt, sobald ein Problem in den Vordergrund tritt, und wie die auf dem Papier entstehenden Formen sichtbarer Ausdruck einer inneren Werdewirklichkeit sind.

Renate arbeitet bereits seit etwa zehn Jahren an sich, und es war sehr mühevoll, denn sie war gespalten: mit der anlagemäßig bei ihr vorhandenen guten Instinktgrundlage konnte sie nicht umgehen, sondern diese funktionierte eher autonom. Renate wurde mehr gelebt, als daß sie selbst ihr Leben in die Hand genommen und bewußt gestaltet hätte. Immer wieder verlor sie die Beziehung zu ihrem Körper. Er war für sie ein fremdes Element, kein »Haus«, das sie bewohnte. Trotzdem erlebte sie zu jener Zeit weder sexuelle noch Partnerschwierigkeiten, sondern diese traten erst ein, als sie bewußter wurde. Heute weiß sie um diese Gefahr des »Ausflippens«, damals geschah es ihr einfach. Allerdings merkte sie selbst nie, daß sie ihren Körper »verlor«, sondern nur, daß sie eine ausgesprochene Vorliebe für Nachdenken, Gespräche und Gedankengebäude überhaupt entwickelte. Zuletzt war sie einfach wurzellos,

was besonders bei Gruppenansammlungen gefährlich werden
konnte, weil sie dann dem »Waltenden« völlig ausgeliefert war
und unbewußt übernahm, was andere anboten. Auch von
ihrem Horoskop her hat sie keinen primären Zugang zu den
bildhaften Kräften ihres Unbewußten, weil alle Fähigkeiten im
Bewußtsein angelegt sind.

Im nachhinein kann sie sehen, daß ihr Instinkt sie oft richtig
leitete, aber ohne Verbindung zum Bewußtsein. Sie spricht von
einer Art »Schlangenkraft«, die sehr stark in ihr lebe und auf
deren Erdweisheit sie sich heute bewußt verlassen kann, von
der sie jedoch damals nur gelebt wurde.

Im Herbst 1979 stieß sie eines Tages im Geführten Zeichnen
plötzlich auf das Trauma ihrer Geburt während eines Fliegera-
larms. Sie notierte zu dem Bild:

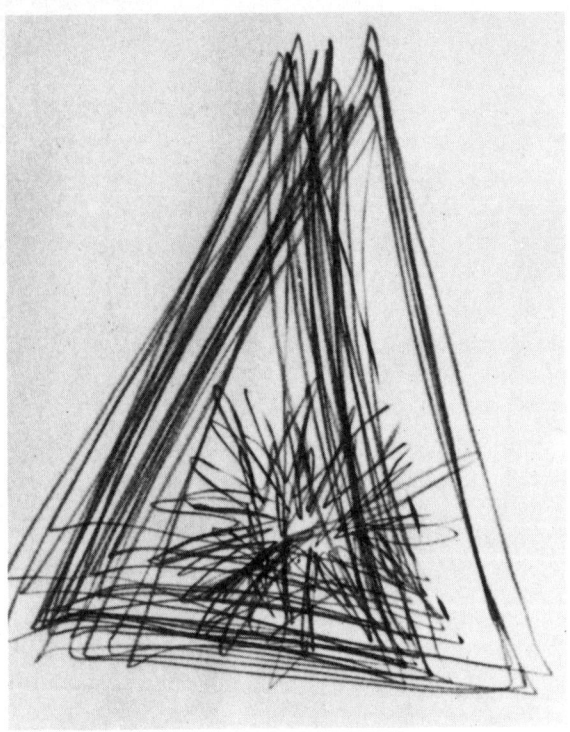

Schmerz an der Basis. Bis ins Mark eingeritzt die Angst.
So war mein Anfang, und die Spaltung setzt die Kraft
des Ursprungs frei. Die Verheißung heißt: Leben!

Umschlossen von einem Dreieck, sehen wir Feuer, eine Art
Sprengladung. – Vom ersten Tag ihres Lebens an kerbte Angst
Renates Leben und mußte daher abgespalten werden, damit sie
selbst überleben konnte. Jetzt taucht diese Kerntraumatisie-
rung aus der Tiefe wieder auf, aber die Sprengladung kann
Renate jetzt nicht mehr zerreißen: sie ist zusammengehalten
und aufgehoben im Symbol des Dreiecks, das den Dualismus
der Zwei zu einer neuen Synthese führt und damit eine neue
Lebensform in Aussicht stellt. So stark das sprengende
Element auch noch ist, das früher nur in Form von »Fetzen« auf
dem Papier erschien, – jetzt hat der Kern die Qualität des
Strahligen gewonnen, und das Dreieck umschließt ihn fast wie
ein Tabernakel.

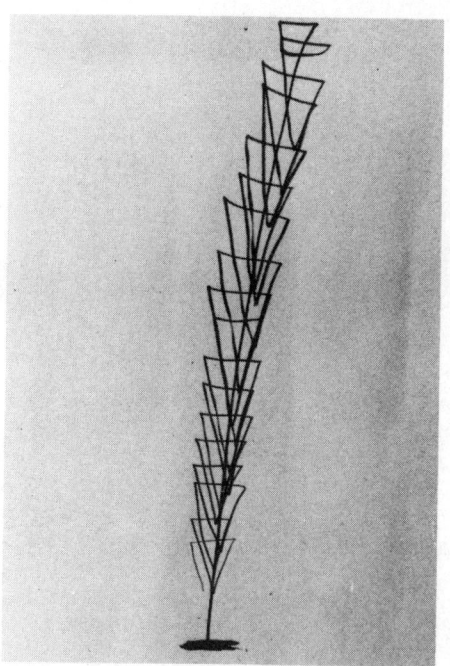

Welche enorme Aggressivität einerseits durch das Wiederaufleben ihrer Traumatisierung freigesetzt wurde, wie andererseits aber die Dreieckssymbolik in Führung bleibt, läßt das Bild von der »Ehernen Ähre« erahnen. Die Ähre ist eine Figur, die von jeher jungfräuliches Wachstum versinnbildet. Aber hier entsteht durch die Verbindung mit dem männlichen Element des Ehernen und des Dreiecks eine neue Dynamik ganz eigener Art. Das Bild läßt noch deutlich die Stärke der freigewordenen Sprengkraft spüren, aber sie ist eingebunden in einen neuen Wachstumsprozeß. Das hier erkennbar werdende »heimliche Gesetz der Verganzheitlichung des Wesens«[100] findet im nächsten Bild eine neue Ausdrucksform. Es trägt die Bezeichnung: »Barken am Strand« und folgenden Text:

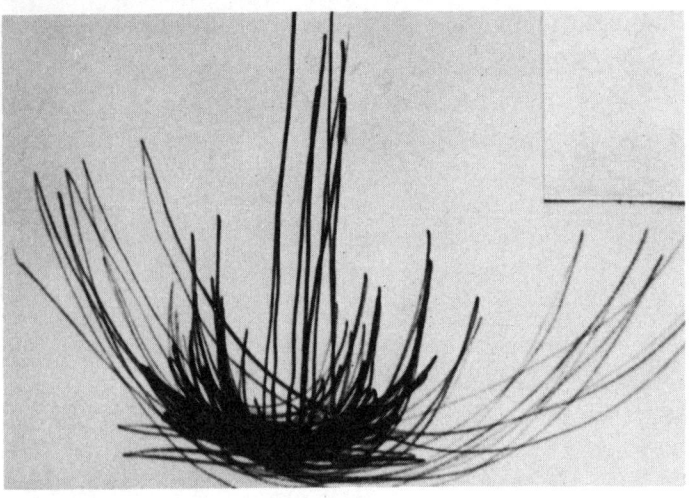

Aufs Land geworfen, warten sie.
Tosen draußen am Meer.
Aufbruch,
Und sie liegen hier,
festgehalten, mitzusegeln,
im tosenden Drama der Nacht-
    meerfahrt
den Helden zu bergen,

den Helden zu wiegen,
dem Helden zu gehorchen,
den Kampf zu bestehen.
Aufbruch lockt,
und sie liegen fest.
Ihr Element hat sie noch nicht
    ergriffen.

Die spontan sich äußernde Kraft der Sprache dieser Zeilen zeugt von einem Wachsen in tiefere Schichten der Seele hinein. Eine Neu- und Umgestaltung des Bewußtseins bahnt sich an: das Männliche, das einst nur Zerstörung brachte und als »Bomben« erlebt wurde, wächst jetzt von unten her neu aus dem jungfräulich-mütterlichen Schoß als der Sohn.

Der Bogen spannt sich vom ersten Bild, das Renates ganze Versehrtheit bis ins Mark erkennen ließ, hin zu diesem, auf dem ihr die Unbefangenheit des Grundes neu ersteht und erlebbar wird. Was einst infolge einer Notsituation an seelischer Verletzung geschah, kann jetzt gerade zum Vermittler einer größeren Bewußtseinsklarheit und einer neuen Ganzheit werden. Dabei wird ihr eine Kraft zuteil, die sich in eine neue Dimension hinein aufrichtet. Sie spürt eine Verheißung in sich, die *Leben* meint. Was einmal über*leben* war, wird nun zum *Über*-Leben. Der Tod ist überschritten, neues Leben aus dem Grund geboren.

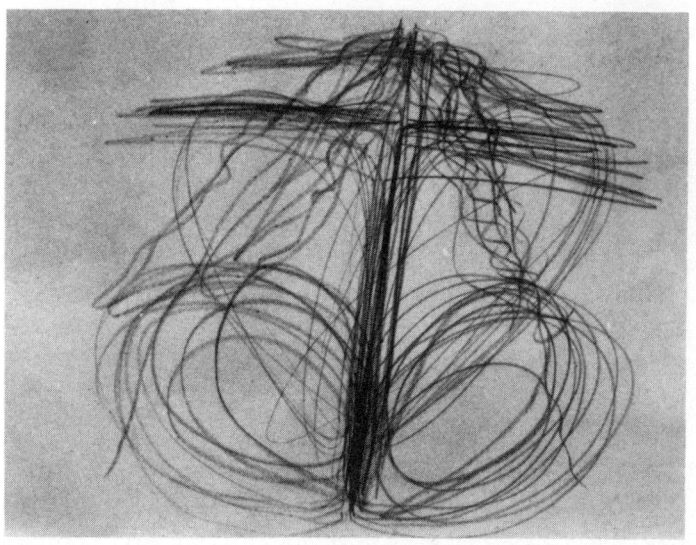

[100] Hippius, Mündliche Mitteilung an die Verf.

Aus dem Becken als dem physischen Urgrund heraus wächst in der Folge ein Kreuz, und um es herum schließt sich ein Herz. Damit skizziert Renate menschliche Entwicklung zum Größeren hin überhaupt: nur wenn der Mensch sich unter dieses Zeichen stellt und sein Kreuz »trägt«, kann sich das Herz erschließen und der größere Mensch sich entfalten.

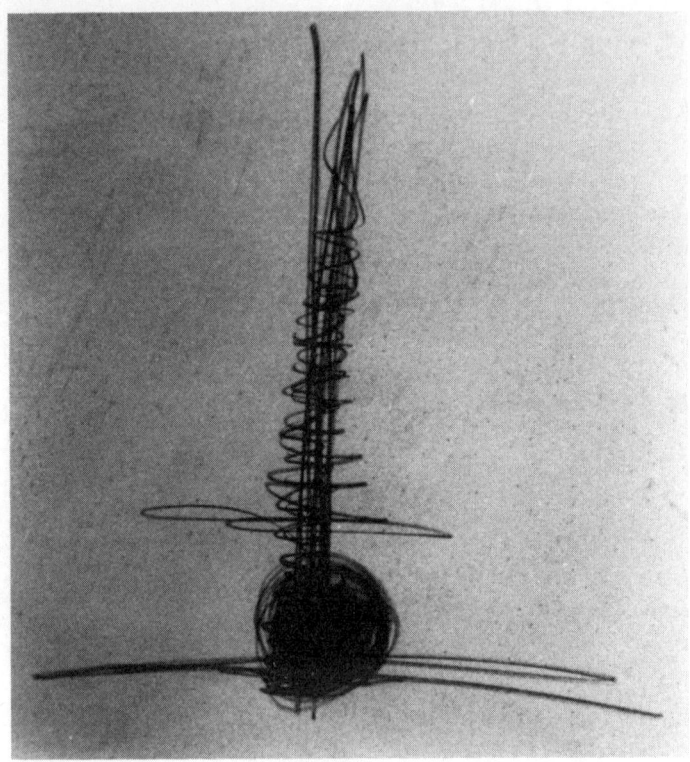

Keine Progression geschieht jedoch auf einmal und vollständig. Und so mußte Renate erfahren, wie die ungeheure Energieballung, die ihr zugeflossen war, auch einen Aspekt der Versuchung mit sich brachte: einer Rakete gleich sich in den Himmel schleudern zu lassen und so dem Leiden unterm Kreuz zu entfliehen. Konkret war es für sie die Gefahr, ein nur mystisches Leben leben zu wollen. Andererseits wird auch hier

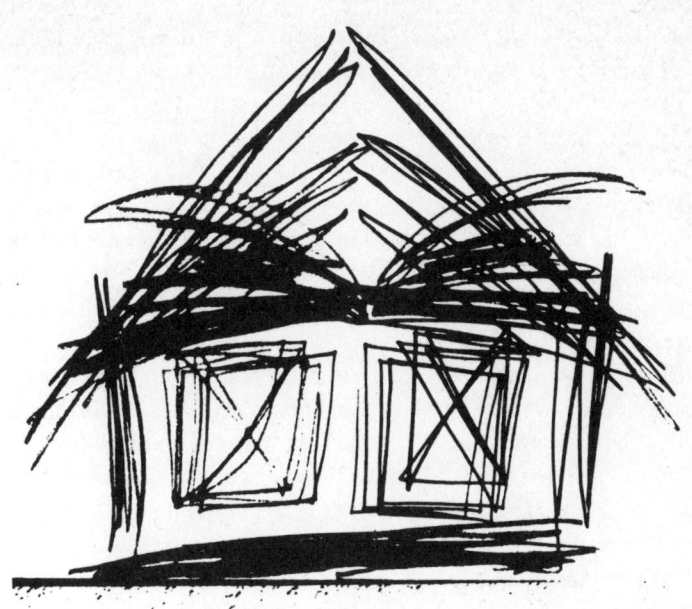

bereits eine Verirdischung ihrer Kraft sichtbar, die auf ein Neues hinweist. Sie war auch weit genug auf dem inneren Weg, um zu realisieren, welche Gefahr sich, zusammen mit dem Besitz ungeahnter neuer Kräfte, in ihr anbahnte, aber ihr dennoch nicht zu verfallen.

Sie bekennt sich statt dessen bewußt dazu, indem sie *ihr* Haus baut, in welchem ihre jahrelange Arbeit am inneren Menschen sozusagen Fleisch wird und sie selbst zum Erbauer, zum »artifex«, zum Schöpfer ihres ganz konkreten Lebens. Damit hat sie für sich verwirklicht, was nach Hippius das Ziel der Zukunft überhaupt sein muß: »die Inkorporation dieser starken Kraft« – wie sie in den atomaren Errungenschaften unserer Zeit freigesetzt wird – »in uns Menschen hinein«[101], damit wir nicht wie Goethes »Zauberlehrling« den Geistern, die wir auf den Plan gerufen haben, selbst zum Opfer fallen, sondern zu »Mit-Schöpfern Gottes« werden.

[101] Hippius, Mündliche Mitteilung an die Verf.

Der Erwerb eines eigenen Hauses, der etwa ein dreiviertel Jahr vorher Renate und ihrem Mann gelungen war und an dessen Innenausbau beide mit eigener Hand viele Monate hindurch gewirkt hatten, wird nun auch in ihrem eigenen Innern Wirklichkeit. Sie darf Wohnung nehmen auf der Erde und ist damit nicht mehr so sehr dem Angriff astraler Kräfte ausgesetzt, die sie ihrem Leib entfremden und zum Himmel locken möchten. Sie spürt immer mehr, wie wichtig es für sie ist, auf die ganz alltäglichen, kleinen Dinge Wert zu legen und ihnen viel Beachtung zu schenken.

Mit dem Auftauchen eines solchen Hauses ist gleichzeitig angedeutet, was die initiatische Therapie in Rütte will: nicht Mystiker schaffen, die das irdisch-konkrete Leben hinter sich lassen, um in einer elitären Geistigkeit sich von anderen Menschen abzuheben, sondern es geht gerade darum, das, was in einem mystischen Durchgangsstadium persönlich an neuer Kraft erfahren wurde, ins konkrete Dasein einzubinden. Es geht darum, das einfache Leben zu leben, aber eben aus einer anderen Dimension heraus und aus dem Bewußtsein dessen, der den Himmel *in sich* trägt. Das entspricht etwa dem, was unter den christlichen Heiligen Benedikt verwirklichte und unter das Motto stellte: »Ora et labora!« Er war einerseits der Mystiker mit einer tiefen Gotteserfahrung, andererseits der schlichte Mönch, der mit eigener Hand Klöster baute und die Mitmenschen lehrte, ihre Äcker ertragreicher zu bebauen. Solchem erdhaft-konkreten Leben dient hier in Rütte das Exercitium, jenes geduldige und treue Ausharren in einer konkreten Übung, die täglich wiederholt wird und an der auch der Leib beteiligt ist. – Für Renate liegt der Schwerpunkt auf dem Exercitium als einem »die Wahrheit-*Tun*«[102], d. h. für sie z. B.: Kinder großzuziehen und den Haushalt zu führen. In ihren Augen erscheint es als verkrampfte Abspaltung, sich am Morgen eine halbe Stunde von den Kindern freizuhalten und zu meditieren oder zuerst möglichst schnell den Haushalt zu

---

[102] Hippius, Mündliche Mitteilung an die Verf.

»erledigen«, um dann »frei zu sein für die inneren Dinge«. Für Renate gibt es diese Trennung nicht, sondern gerade das ganz geringe Tun, z. B. das sorgfältige Decken des Frühstückstisches oder das Nähen eines Kinderkleides, macht sie zu ihrem Exercitium. Diesen Weg hat sie erst in letzter Zeit für sich herausgefunden, während früher bei solchem Tun für sie der Gesichtspunkt der Lebensnotwendigkeit oder des Ästhetischen im Vordergrund stand. Es bedeutet für sie auch ein ganz bewußtes Gegengewicht zu der Gefahr, sich aus dem Leib herauszuheben.

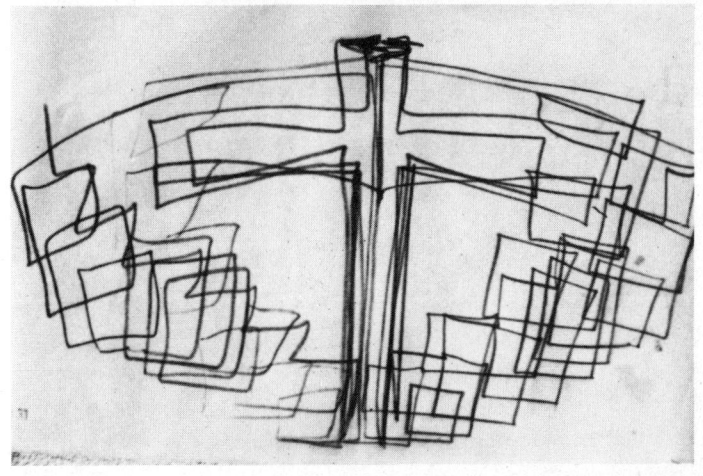

Zwei Monate später entstand ein Bild, in dem das Kreuz wiederkehrt und das Renate »Christkönig« nannte. Doch nun spannt es sich über Stadt und Land aus. Deutlich durchdringen die Vertikale und die mit ihr erschlossene Kraft die horizontale Daseinsebene bis zum Grund, um in einer räumlich werdenden Gestalt alles zu erfassen und zu einer Einheit zu führen. Voraussetzung dafür ist jedoch, daß der Mensch zuerst durch Kreuzigung oder Zerstückelung hindurchgeht, d. h. er darf der Schattenbegegnung ebensowenig ausweichen wie seiner eigenen Erdhaftigkeit und dem Durchgang durch Angst und Beengtheit. Nur wenn er das bewußt erleidet und trägt, können

Geist und Natur in ihm sich einen, so daß die ursprüngliche Gespaltenheit zu einer Bipolarität wird, aus der dann der schöpferische Impuls herausspringen kann, ermöglicht durch die fruchtbare Spannung, die zwischen beiden einen Bezug setzt.

In Renates Worten klingt das in folgendem Bild an:

Gehen durchs Nadelöhr,
zum Skelett, der Struktur, befreit,
im Durchgang geschwängert mit Stoff.

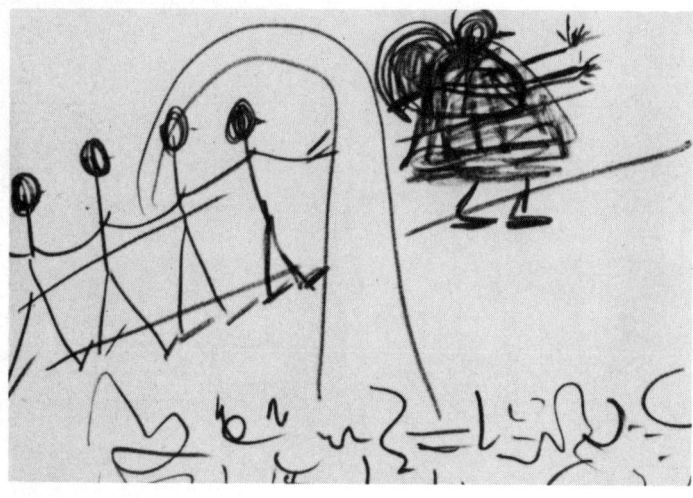

Das ist »Transzendenz im optimalen Sinn«[103], d. h. eine *Trans*zendenz, die hin*durch*geht ins *Tun,* so daß der Geist den Stoff durchdringt und sich materialisiert.

Der konkrete Lebenshintergrund für den Gang durchs Nadelöhr lag etwa ein bis zwei Jahre zurück. Renate besaß vorher mit Mann und Kindern eine große Wohnung im elterlichen Haus im Vorort einer Großstadt; viele Annehmlichkeiten erleichterten das Dasein, und es gab keinerlei materielle Not und Entbehrung. Eines Tages stellte sich brennend die Frage:

[103] Hippius, Mündliche Mitteilung an die Verf.

»Wird ein Leben dieser Art auf die Dauer genügen?« – Nach längerem Ringen wußte Renate mit innerer Sicherheit, daß sie alles lassen, »bis zum Skelett sich befreien« und an einen anderen Ort gehen mußte. Mit ihren beiden Kindern lebte sie ein halbes Jahr in zwei Zimmern, ohne die Möglichkeit zu haben, sich zurückziehen zu können. Da gerade Winter war, mußte sie jeden Morgen ihr kleines Auto aus dem tiefen Schnee freischaufeln, um Nahrung für sich und die Kinder zu besorgen. Tagelang tat sie das in voller Verzweiflung, ohne jede fremde Hilfe, bis es plötzlich umsprang: sie setzte alle ihr zur Verfügung stehenden Kräfte ein, verwandelte die harte Notwendigkeit in ein Exercitium, das sie ganz bewußt annahm als inneren Auftrag. Auf diese Weise ganz auf sich selbst, auf die »nackte Struktur« und ihre eigenen Möglichkeiten zurückgeworfen, in die reine Leere des Entblößtseins vom Ballast all dessen, was wir heute nicht entbehren zu können meinen, schaufelte sie auch ihren inneren Weg frei für eine neue »Schwängerung mit Stoff«. Substanz, die aus dem eigenen Seelengrund wuchs, war der Lohn für das Durchhalten im Engpaß. So entstand ein neuer Wegkörper. Sie lernte, sich den Gesetzmäßigkeiten der eigenen Werdewirklichkeit anheimzugeben und so den Boden für eine Ausdifferenzierung des versehrten Kerns zu bereiten.

Damit war freilich der Prozeß nicht beendet. »Kaum wird die Natur groß, macht sie sich groß.«[104] Es schlug wieder um, jetzt ins Monströse: ein von ihr als »Einhorn-Seekuh-Rhinozeros« bezeichneter Archetyp der Großen Mutter tauchte im Frühjahr 1980 auf.

Als Begleittext dazu entstand eine Art »Märchen«, das in sehr bildhafter Sprache zum Ausdruck brachte, was in ihr vorging. Ich möchte einen Teil davon wiedergeben:

Das dumpfe Tier hatte der Unterhaltung eines Storchenpaares entnommen, daß auf dem Grunde des Sees ein Wunderkraut wachse.

---

[104] Hippius, Mündliche Mitteilung an die Verf.

Wer es finde und esse, dessen tiefster Wunsch gehe in Erfüllung. Also ließ es sich in seiner Traurigkeit hinabsinken bis in den Urschlamm des Seebodens.

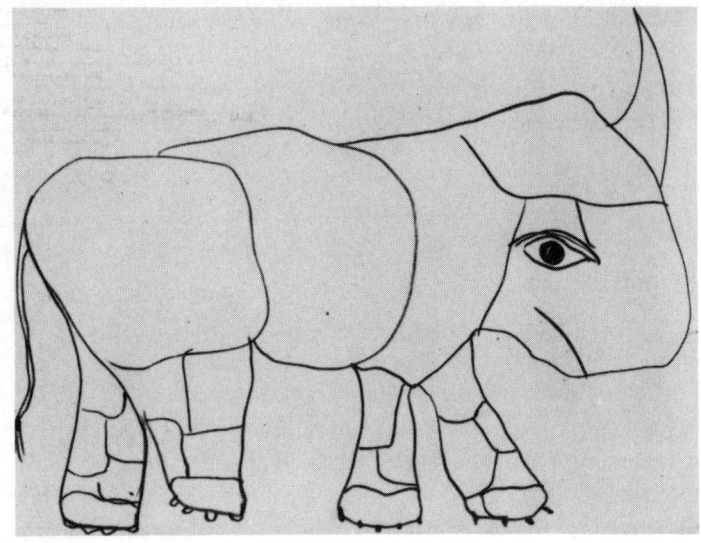

Renate machte zu jener Zeit eine tiefe Depression durch, innen sensibel und voller Sehnsucht, nach außen träge und abgekapselt.

»Um das Wunderkraut zu finden, fraß Lissie alles, was ihr in den Weg kam. Ihre Wahllosigkeit brachte ihr des öfteren einen verdorbenen Magen ein, was sie als ›Depression‹ für sich bezeichnete. Dabei merkte sie gar nicht, daß das Wasser wieder blau wurde und die Sonne schien.«

Unbemerkt hatte sie neue Lebenskeime auf dem Grund des Sees in sich aufgenommen, so daß die Welt in neuer Farbigkeit wiedererstand. Was ins Unbewußte abgesunken war, belebte sich neu, und Renate selbst begann sich zu verändern.

»Lissie« steht für Renate als Ausdruck dafür, wie schwer sie von jeher ihre Leiblichkeit ertragen konnte. Doch mittlerweile hat sie sich ihre Substanz eigenschöpferisch erarbeitet, und den nächsten Schritt sieht sie darin, die Leiblichkeit bis hinein in die inneren Organe zu transzendieren, d. h. die Wurzelkräfte der physischen Potenz, die Chakren. Das will sie mit dem folgenden Bild ausdrücken.

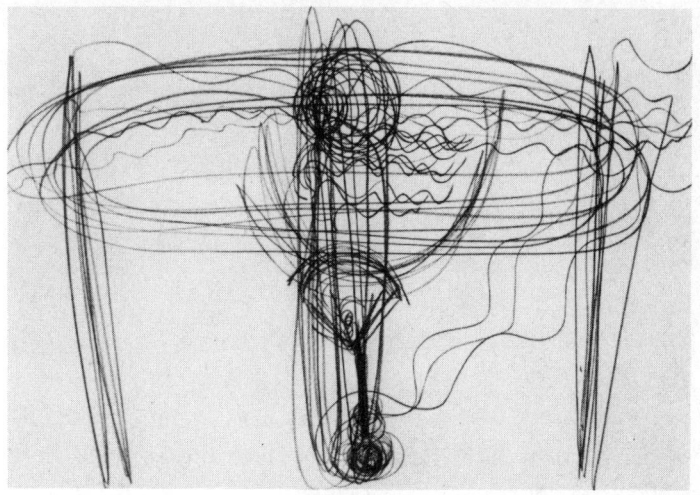

Das folgende Bild (S. 132) greift in gewisser Weise noch einmal das »Christkönigs«-Thema wieder auf, aber es ist nun in eine größere Menschheitlichkeit genommen. Während im ersten Ecken und Gebrochenheit noch im Vordergrund standen, wodurch es sehr abstrakt wirkte, sind jetzt die runden Formen bestimmend. Für Renate drückt sich darin aus, daß Gott Mensch geworden ist.

Das letzte Bild, entstanden Juli 1980 (S. 133), ist aufgebrochen, und es werden zwei Tendenzen sichtbar: oben eine Irritation, wobei diese sowohl Kreuz- wie auch Strahlenform aufweist. Es ging Renate um einen weiteren Versuch, ihre Spaltung darzustellen, wie sie als »Tageseinbruch« oder für einige Stunden immer wieder einmal auftaucht. Damit wird auch der Schmerz neu lebendig, aber er wirft sie jetzt nicht mehr aus der Bahn, noch läßt er sie für andere unerträglich werden. Sie kann ihn anschauen und immer wieder neu einbinden, wird ihn so immer wieder überwachsen und auch durch-wachsen.

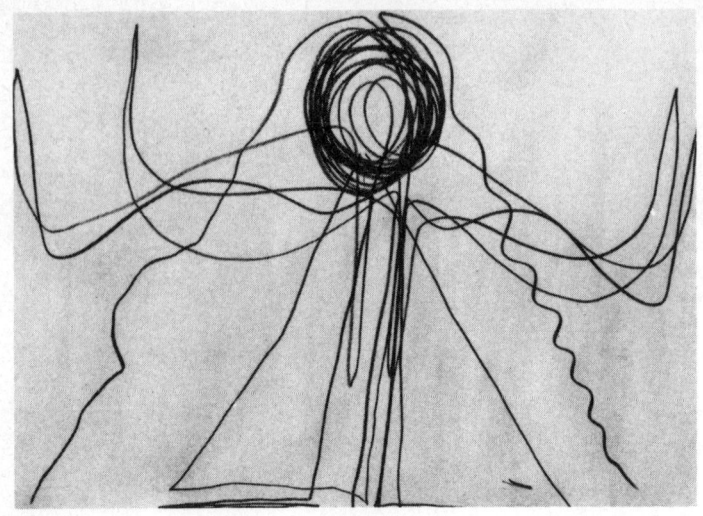

Es wird auf dem Bild ferner eine von unten andrängende Kraft sichtbar, welcher der Aufstieg durch eine horizontale Barriere sowie durch eine Kräfteballung von oben verwehrt ist. Das Herz in der Mitte hat sich versteckt, vor lauter Schreck verflüchtigt. Geführt durch die Frage des Therapeuten: »Wie kannst du das Herz wieder zur Mitte finden lassen?« zeichnete sie spontan eine Schale darunter, »um die Teile wieder einzusammeln«. Durch eine weitere Frage nach den ganz konkreten Bezügen, die in der Schale liegen, spürte Renate, daß sie zu einer geschlossenen Form, dem Kreis, kommen mußte. Das Dreieck ergab sich dadurch, daß ihr die Tragfähigkeit für die Schale nicht genug gesichert erschien.

Als sie das fertige Bild anschaute, erlebte Renate das Runde als »Hostie« und erschrak: es war deren Größe, die sie zu erdrücken schien. Mit dem Hinweis, es bestehe die Möglichkeit, sie in Raten einzulösen, konnte der Therapeut ihr die Furcht nehmen.

Mit diesem letzten Bild faßte Renate ihren bisherigen Weg in großer Bewußtheit noch einmal wie in einem Brennpunkt zusammen. An diesem Prozeß, der noch im Gange ist, läßt sich

132

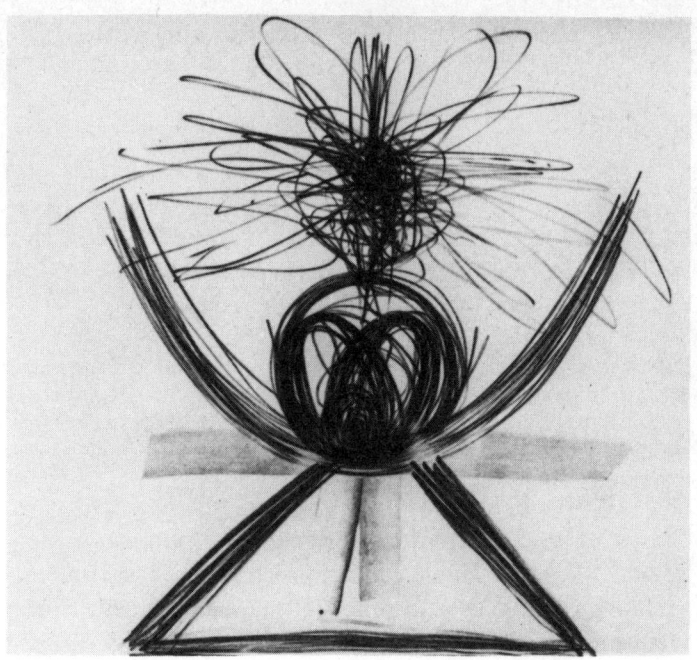

ablesen, wie durch das Medium des Geführten Zeichnens ein
Mensch, der sehr gefährdet war, zu immer größerer Bewußtheit gelangen kann, wenn er auf dem Papier immer wieder
genau das materialisiert, was seine eigentliche Gefährdung
ausmacht, und wie auf diesem, als »Exercitium« gegangenen
Weg die Versehrtheit zu einer Nahtstelle für eine neue Kraft
und für ein Leben von einer anderen Dimension her werden
kann. Die Insuffizienz wurde zur Stärke, und eine neue Stufe
des Menschseins konnte entstehen.

Kapitel 13: Tast- und Gestaltübung am Tonfeld

Diese Methode wurde analog zum Geführten Zeichnen, aber am »Ur-Material« der Tonerde, erarbeitet. Der Erfinder beschreibt das Medium folgendermaßen:

Die Übung beginnt an einem Feld, das einen Holzrahmen hat und in der Größe von 45 auf 50 cm glatt ausgestrichen ist. Mit geschlossenen Augen soll das Feld angenommen werden. Gearbeitet wird am immer gleichen Feld, das der Übende in der nächsten Sitzung wieder so vorfindet, wie er es verlassen hat.[105]

Dieses »fortlaufende Tun an demselben Feld ist existentiell«[106], denn der Übende erkennt sich in der Ausgestaltung, wie auch er es ist, der in seine Selbstgestaltung eintritt. Der Ausgangspunkt entspricht demjenigen beim Geführten Zeichnen: ein leeres Tonfeld als das Absolute, dem der Mensch begegnet. In der ersten Spur ist immer schon keimhaft alle weitere Entwicklung mitgesetzt. – Gerade dieses Moment der Unwiderruflichkeit der ersten Spur wird häufig als »ein Schuldigwerden erfahren, als ein Verletzen durch Aggression«,[107] das schicksalhaft sich auszeugen will. Eine solche Erfahrung macht deutlich, daß es sich dabei nicht um moralische, sondern nur um existentielle Schuld handeln kann: der Mensch *muß* schuldig werden, ob er das Feld unberührt läßt und sich damit weigert, in einen Prozeß der Selbstgestaltung einzutreten, oder ob er ein unwiderrufliches Zeichen setzt. Es gibt kein Neutral-Bleiben mehr, seit der Mensch in den Prozeß der Ich-Werdung und damit in ein Handeln eingetreten ist.

[105] Deuser, Tast- und Gestaltübungen am Tonfeld. In: Rütte: Mitteilungen 1977.
[106] Ebd.
[107] Ebd.

Wichtig ist, daß er sich dieser Erkenntnis stellt und sie in die eigene Verantwortung nimmt. Das erst ermöglicht einen innerpsychischen Dialog, ohne den der Mensch den Individuationsweg nicht gehen kann. Das gerade macht den existentiellen Ansatz der Übung aus.

Die geschlossenen Augen sowie der tastende Umgang mit der Materie lassen einen Primitiv- oder Primärzustand entstehen, in dem der Handelnde und das Tonfeld nicht mehr klar geschieden sind. Aus dem Ich-tue wird ein Mir-geschieht, und dann werden Tun und Geschehen plötzlich eins.[108]

Wahrnehmen, wo es echt vollzogen wird, wird dabei zum »Wahrheit-Nehmen« im tastenden Erfahren und zum »Wahrheit-Geben« in der Gestaltung. Entscheidend ist nicht, wieweit der Übende dabei in die Regression kommt, sondern daß er nicht in der Identifikation mit den gestalthaft auftauchenden Archetypen steckenbleibt, sondern in die Reflexion kommt: »Ich bin derjenige, der gestaltet, ebenso aber der, an dem es geschieht.« Nur dann kann integriert werden, was sich auszeugt, und kann verwandelnd auf die Verfassung des Menschen zurückwirken. Es ist ein Stück eigene Lebensgeschichte, die durch das fortlaufende Tun an demselben Feld Gestalt gewinnt, aber auch eine Ein-Übung in eine neue Seinsweise, damit zugleich schöpferisches und verwandelndes Tun.

Ein Beispiel: Eine Frau, die bereits eine Analyse von 5 bis 6 Jahren hinter sich hatte, formte anfangs immer wieder neue archetypische Gestaltungen der negativen Großen Mutter, brachte darin aber gleichzeitig ein Stück ihrer eigenen lebensgeschichtlichen Erfahrung zum Ausdruck. Eine der Gestalten war eine Mutter mit Kind, das gleichzeitig Phallus war. Zuletzt entstand eine Mutter-Nilpferd-Gestalt, die über einem Quadrat saß. Das Quadrat war gespalten, und plötzlich überkam es sie wie eine Erleuchtung: »Das ist ja meine eigene Gespaltenheit, und über sie habe ich immer wieder die Mutter darübergesetzt, um selbst der Spaltung zu entgehen und nicht abzusin-

[108] Ebd.

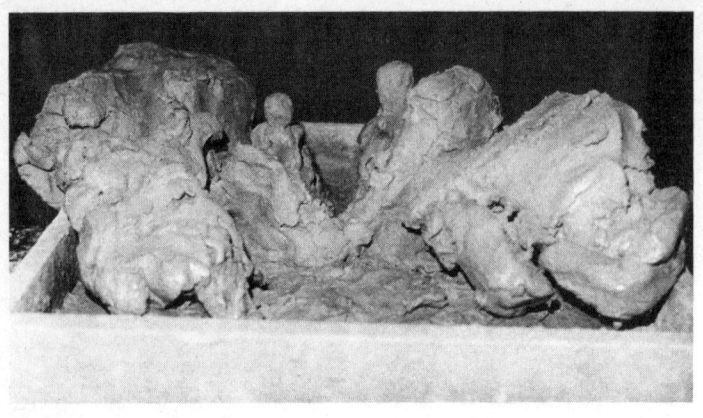

ken.« Nur als Folge solcher Bewußtwerdung der eigenen Gespaltenheit und deren Annahme konnte sich dann im Material eine echte Polarität herauskristallisieren, in der sich etwas zu bewegen begann, was menschlichen Charakter trug. Daran wurde deutlich, wie die Frau im Dialog blieb mit dem, was sie gestaltend aus sich heraussetzte und was sich gleichzeitig als inneres Geschehen in ihr vollzog. Hier geschah bewußtes In-Verantwortung-Nehmen dessen, was sich entwickelte und entwickeln wollte. Ein Sprung vom Nur-Archetypischen zum Selbstdasein des übenden Menschen hatte sich ereignet, und dieser Quantensprung wurde bis ins Material hinein sichtbar: die Qualität des Tons veränderte sich. Die Frau sah sich nicht mehr nur Unbewußtem gegenüber, sondern es ereignete sich erkennendes Erleben: »das bin ich«, und damit gewann das Gestaltete eigenes ursprüngliches Leben.

Um Identifikation mit dem Archetyp zu vermeiden und damit der Mensch aus der Subjekt-Objekt-Verschmelzung wieder heraustritt, ist es notwendig, daß der Übende immer wieder anschaut und benennt, was er geschaffen hat. Das »entemotionalisiert den Vorgang«, und die Reflexion läßt den Gestaltenden zur Bedeutung seines Tuns für sich selbst finden. »Eine Linie, quer über das Feld gezogen, ist dann nicht mehr eine Linie. Sie kann ein Graben sein, ein Tal, eine tiefe Wunde usw.

Es kann etwas Vernichtendes sein, aber auch etwas Beglük-
kendes.«[109]

Im weiteren Verlauf wird das, was immer an ungeformter
Materie noch im Tonfeld vorhanden ist, diejenige Form
erhalten, die bereits in der ersten Struktur keimhaft mitange-
legt war. Mit ihr hat der Übende sich gebunden, und was folgt,
entwickelt sich mit innerer Gesetzmäßigkeit, die sich in
fortzeugender Verwandlung gebiert und damit sichtbar werden
läßt, was sich vom Kern her auszeugen will. Mit jeder
Formwerdung schließt sich ein Gestaltkreis, um wieder aufgebrochen zu werden für weitere Verwandlung. Jeder ist in sich
gültig und »vollendet« und doch – vom Gesamtprozeß her
gesehen – etwas Vorläufiges, das eingeholt werden muß, um
wieder aufgegeben zu werden. So vollzieht sich auch in diesem
Tun nichts anderes als das ständige Stirb und Werde des
Individuationsweges, und was als einzelnes Tun manchmal
unsinnig erscheinen mag, erhält vom Ganzen her Sinn.
Besonders eindrücklich zeigt das folgendes Beispiel:

Ein 65jähriger Mann, der mehr aus Neugierde kam, fand das ganze
Tun absurd und versuchte diese Einstellung zu demonstrieren. Er
ritzte einen Baum ins Tonfeld, hob das dadurch eingegrenzte Material
heraus, legte es obenauf und baute es am Schluß wieder in die Umrisse
ein. Indem er das Gleiche mehrmals wiederholte, sagte er: »Das ist ja
sinnlos.« Er ahnte freilich nicht, daß er während seines Tuns innerhalb
des Archetyps der Baumgeburt stand. Selbstverständlich konnte sich
kein initiatisches Erleben vollziehen, solange der Mann im Archetypischen steckenblieb und nicht zur Selbsterkenntnis und -verantwortung
durchdrang. Es gelang, den Kreis zu durchbrechen, als er, der lange
Zeit impotent war, das Traumbild hatte, daß ein blutender Phallus in
Dornen steht.

In langjähriger Arbeit haben sich für Heinz Deuser drei
Kriterien herausgeschält, um sicherzustellen, daß der Übende
weder im Archetypisch-Magischen steckenbleibt noch in ich-
haftes Tun abgleitet:

[109] Ebd.

(1) Das eigengesetzliche Geschehen muß mit dem Ich verbunden sein: »Ich tue, was geschieht.«

(2) Das Geschehen muß transparent sein auf ein Überraumzeitliches, auf einen kollektiven Ursprung hin, aus dem Menschliches Boden gefunden hat.

(3) Das Geschehen muß ein Initialgeschehen sein, d. h. jegliches Gebilde ist aus einem gestalthaften Keim, dem Inbild der Seele im Menschen, entstanden und auf seine Verwandlung und Neuwerdung hin entworfen, wobei diese Neuwerdung eine Entwicklungsgesetzmäßigkeit freiwerden läßt.[110]

Wo das Geschehen im Tonfeld auf der Stufe bloßen Ausagierens stehenbleibt, kann es noch nicht initiatisch werden. Erst wo eine Kreuzung zwischen dem Übenden und seinem Werk stattfindet, entsteht neues, ursprüngliches Leben, das über ihn selbst hinausweist. Der Übende betritt eine neue Seinsstufe, wenn ihm der Durchbruch zu seiner persönlichen Mitte gelingt. Wo das Ich sich dieser dienend zur Verfügung stellt, kann ganzheitliche Verwandlung sich ereignen.

Das folgende Beispiel zeigt Gestaltungen aus dem Prozeß einer 37jährigen Frau, Hanna, der seit drei Jahren läuft. Es handelt sich dabei um einen Individuationsprozeß auf einer bereits entwickelteren Stufe, und die Bilder stellen Fingerfarben-Protokolle des zuvor im Ton Gestalteten dar.

Auf dem ersten Bild, im Februar 1979 entstanden, begann es in einem alten Krater plötzlich neu zu sprießen. Dann taucht eine Art »Rumpelstilzchen« auf, das Hanna so voller Hochmut zu sein schien, daß sie seinen Kopf vom tanzenden Leib abtrennte. Da der Kopf aber in ihren Augen das einzig Wertvolle war, wollte sie ihn bewahren. Sie legte ihn daher in einen Blütenkelch, der zum Erdhügel wurde, unter dem der Kopf versank. Doch aus der Erde tauchte ein weiterer Mann auf, ein Titan

---

[110] Ebd.

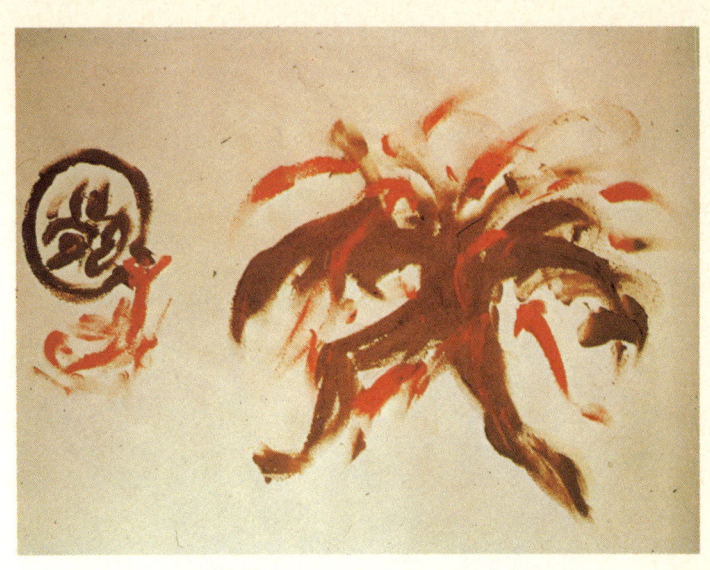

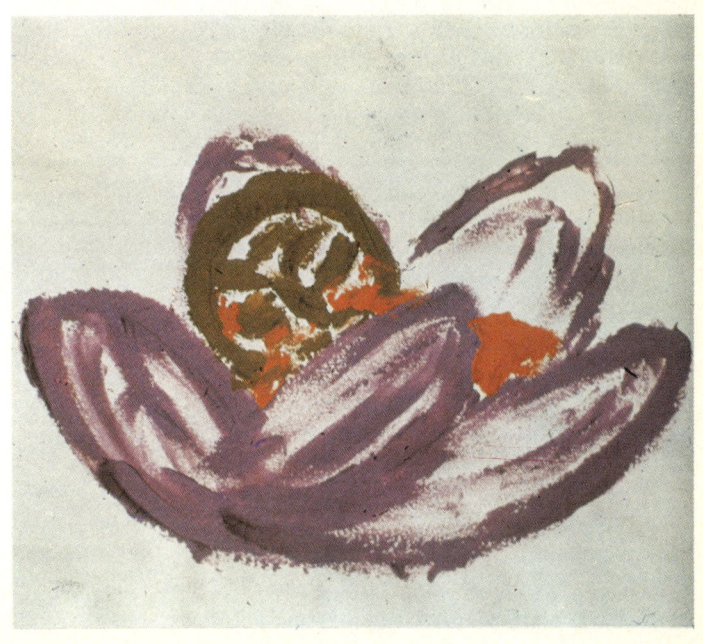

139

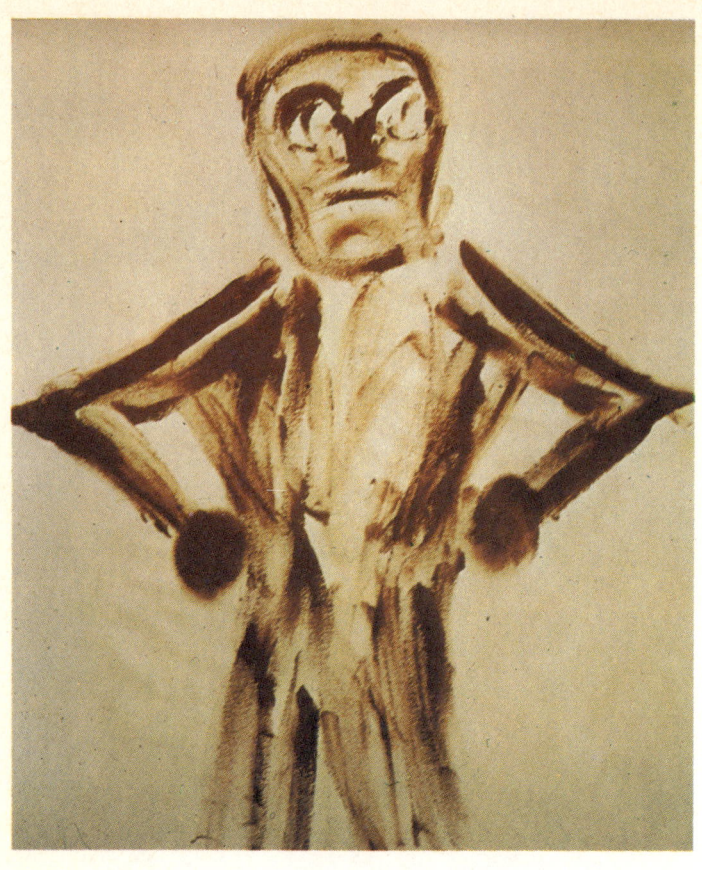

diesmal, dessen spitzige Ellbogen sie zu verletzen drohten. Er stemmte seine Fäuste in die Seite und schaute sie grimmig an.

Noch immer war ihr der Kopf wichtig, bis daraus schließlich ein altes Männergesicht wurde, das ihr nichts mehr zu sagen hatte.

In der Folge entstand eine Schlange und im Rund ihrer Windung erneut das Gesicht eines Mannes, diesmal mit gequält-geöffnetem Mund. Für sie war es Christus und Luzifer zugleich. Schlange und Dornenkrone wurden dabei als iden-

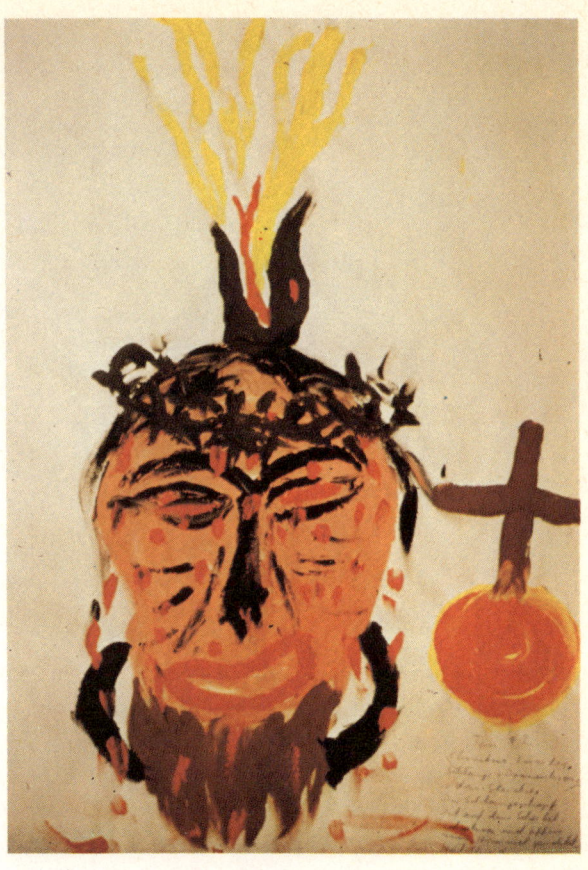

tisch erlebt. »Hat Christus das Menschsein mit aller Konsequenz angenommen, hat er deshalb den Tod durchleben
müssen?« fragte sie.

In einer leibtherapeutischen Behandlung erlebte sie dann
plötzlich ihren eigenen Kopf als vom Leib getrennt und in
ihrem Becken liegend. – Wieder der »Kopf im Blättergebilde!«
Jetzt ist es ihr eigener Kopf. Er mußte zuerst ins Becken, ihr
Geist in ihren Leib hinabtauchen, bevor sie zu ganzheitlichem,
neuem Leben erwachen konnte. Damit wurde jenes Männliche, das sie immer wieder in Regionen zu führen suchte, die

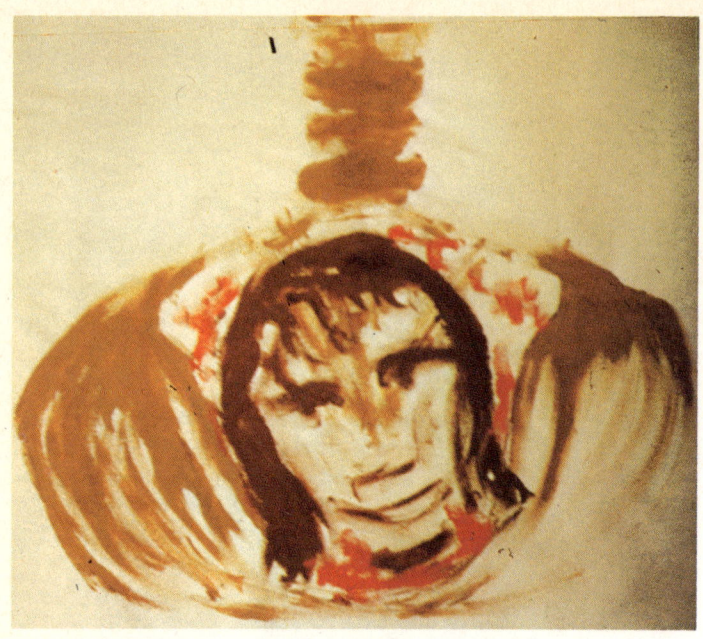

ihrem Selbst-Sein nicht entsprachen, abgelöst. Ihr eigener
Kopf wurde neu belebt aus dem Grund heraus. Sie war dabei,
ihre männliche Seite zu integrieren und damit eine von der
Erde befruchtete Geistwerdung zuzulassen. – Dieses Bild war
damals eines der wichtigsten für sie, weil es an diesem Punkt
spürbar »umsprang«. Zwar wurde der Kampf zwischen beiden
Bereichen nochmals unter heftigen Kopfschmerzen akut,
wobei sie die obere von der unteren Gesichtshälfte deutlich
durch eine Barriere getrennt erlebte. Aber da bereits Bahnungen geschaffen waren und Hanna mit der Spannung umzugehen weiß, kann ein Neues entstehen:
Das Licht des Geistes erzeugt neues Wachstum in ihrem
dunklen Erdenschoß. Ein Blühen nimmt das andeutungsweise
Sprießen des ersten Bildes wieder auf und bringt es zu voller
Entfaltung. Ein völlig neues Lebensgefühl erwacht. Hanna
erfährt ihre bisher vernachlässigte weibliche Seite und kann sie
zulassen. Eine Verbindung vom Becken nach oben zu einem

sonnenartigen Lebensrad wird sichtbar – eine strahlend gelbe Blume, die aufgrund ihrer Verwurzelung in der Tiefe ihre volle Kraft entfalten kann. Die Spaltung hatte über eine Polarität zu neuer Ganzheit geführt.

Doch auch diese Stufe war nur der Ausgangspunkt für neuen Kampf: bis auf die Sonne, die neu gewonnene Bewußtseinsklarheit, zerbrach alles, was sich gestaltet hatte. Sie formte nun eine von ihr so genannte »Hathor-Schale« und bettete die

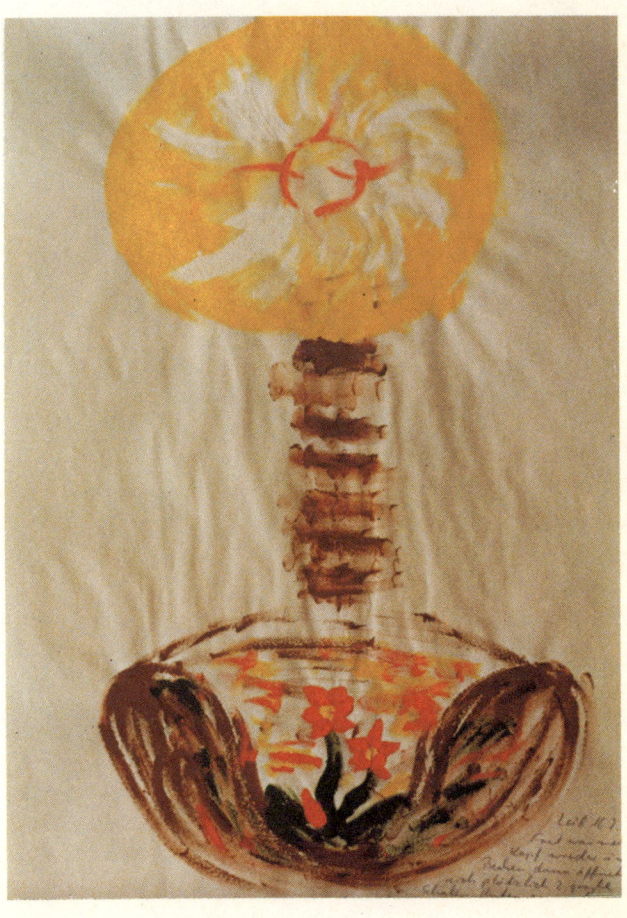

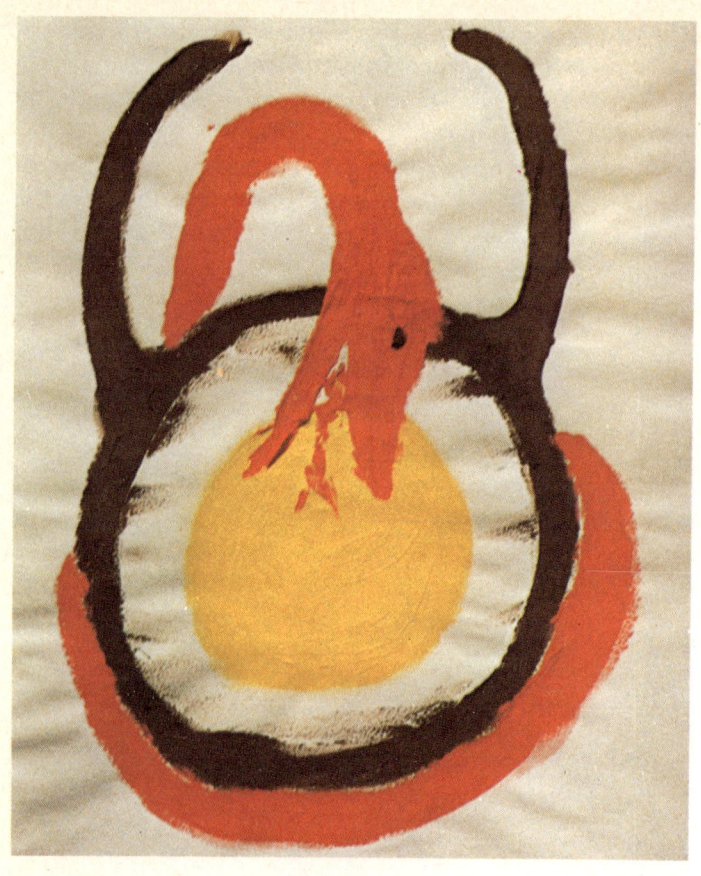

Sonne hinein. Wieder erschien die Schlange. Sie wollte sich von der Sonne ernähren – die Erdweisheit wollte dem Bewußtseinslicht angeschlossen werden.

Aber ein Erd-Rachen tauchte auf, der beide zu verschlingen drohte. – Die Materie wollte vergeistigt werden. Das Licht sollte aus der Erde kommen, wie Christus aus dem Grab entstiegen war, nachdem ihn zuvor die Erde »verschlungen« hatte. Ein neues Gesetz löste mit seiner Auferstehung das alte ab.

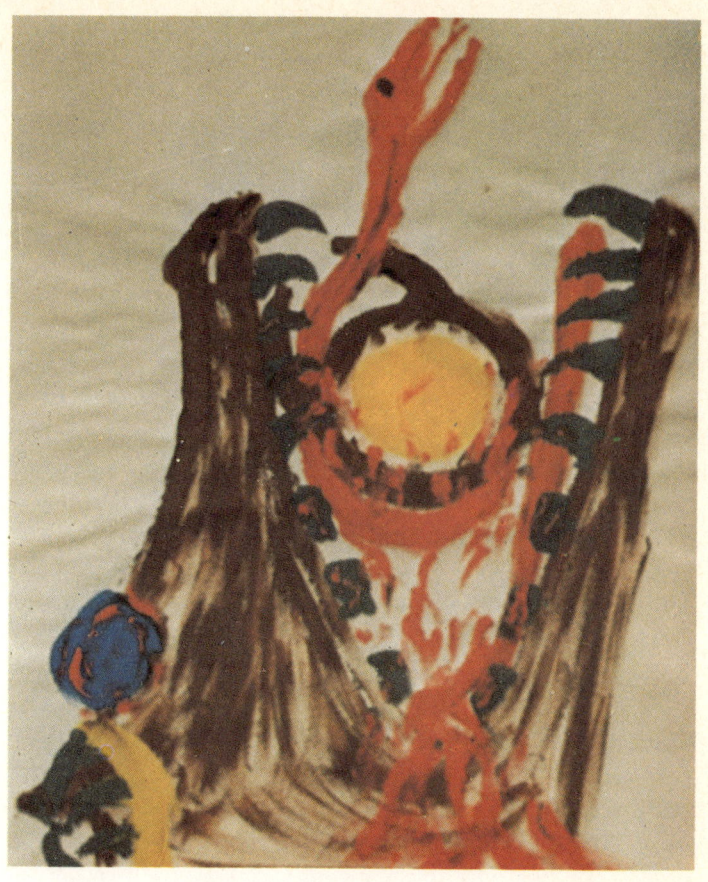

Wenn wir den Weg vom ersten Bild bis zu diesem verfolgen, so wiederholt sich das Motiv des »Stirb und Werde« in immer neuen Formen. Was sterben muß, ist immer wieder ein überholtes Männliches, das in seinen verschiedenen Erscheinungsweisen angeschaut und bestanden werden mußte, bevor die Erde das neue Licht des Bewußtseins freigab.

Was für Hanna den ganzen Prozeß der Inkarnation so schmerzhaft werden ließ, war ein lebensgeschichtlicher Hintergrund, der über den üblichen Rahmen einer Traumatisierung hinausging. Ihre Gottsuche, die ihr ganzes Leben durchzieht, trug religiös-mystischen Charakter und führte sie unglücklicherweise in Kreise, in welchen diese Sehnsucht sich nicht erfüllte, sondern eher in die Richtung einer »negativen Transzendenz« geführt wurde. Immer wieder fühlte sie sich ins Nicht-Menschlich-Astrale hinaufgerissen, von wo aus sie alles Irdische als »ungreifbar« erlebte. Lange Zeit war sie suizidgefährdet, weil sie nicht mehr »existieren« konnte. Sie fand dann zur Kirche zurück und erfuhr in Rütte, daß es doch noch eine Möglichkeit für sie gab, wieder zum Leben zu kommen. Erst jetzt wußte sie wieder, wohin sie gehörte. Daß sie in diesem Zustand »initiatischer Schizoidie« so tief auf archetypische Situationen ansprach, hat sie gerettet und in konsequentem Exercitium schließlich zu neuem, fruchtbarem Leben geführt. Das »neue Bewußtsein«, um das sich die beiden letzten Bilder drehten, ist für Hanna letztlich Christus als der »homo totus«. Das kristallisiert sich dann noch weiter aus: die Erde reißt auf, eine Schlucht entsteht, gebildet von zwei steilen Wänden. Diese wandeln sich zu »Ur-Gesichtern«, je einem männlichen und einem weiblichen, die gleichzeitig mit dem Mund um den Besitz der Sonne ringen. Infolge der gleichen Stärke beider bleibt die Spannung fruchtbar, und so wird die Erde geboren und mit ihr Löwe und Mensch. Ein grünender Baum in der Mitte trägt keine Früchte: es ist nicht mehr der Baum des Paradieses, der zur Versuchung führt. Denn es ereignet sich *neue* Schöpfung, und in ihr »wird« der *neue* Mensch, der in Hanna Wirklichkeit werden will.

In diesem Prozeß wechseln in einer dialektischen Aufhebung und Neuentstehung von Gegensätzen Polarität und Synthese immer wieder miteinander ab. Stillstand gibt es nicht auf dem initiatischen Weg. Wo die Kerndynamik virulent geworden ist, muß sie sich ausformen in immer neuer Gestalt, und das heißt *auch*: immer aufs neue sterben, damit wieder Neues sprießen kann. Erst, wo der Mensch wirklich stirbt, kann es wieder blühen, und die Natur wird transparent auf Geist hin.

Kapitel 14: Mandalazeichnen im Rahmen initiatischer Therapie

Nach Jung ist das Mandala »nicht nur Ausdruck, sondern hat auch Wirkung. Es wirkt auf seinen Urheber zurück«.[111] Dieser Gesichtspunkt der »Rückwirkung« beleuchtet den Einsatz des Mandalazeichnens im Rahmen der Initiatischen Therapie. Im Unterschied zu Jung, der erst von dem Moment an Mandalas zeichnen ließ, wenn sie von selbst aus dem Unbewußten emportauchten, wird das Mandala eingesetzt, um die entsprechenden Bildkräfte im Unbewußten zu evozieren – eben durch die Rückwirkung, die das Zeichnen solcher Formen auf den Urheber hat. Durch die strenge und ständige Wiederholung einer einfachen Ursprungsform soll gleichsam Land gerodet werden, aus dem dann das Samenkorn aufgehen und wachsen kann. Dabei hat dieses Tun kultischen Charakter, wenn es die Öffnung zum Absoluten ermöglicht, und gerade darin ist es eben auch initiatisch, denn das Exercitium intendiert etwas wie eine Witterung für das Absolute.

Es gibt dabei zwei Wege: das Mandala nach einer vorgegebenen Form oder aus der eigenen Kreativität in freier Entfaltung zu zeichnen. Geht man den ersten, so läßt man zunächst einen Punkt in die Mitte setzen – sozusagen als einen Ur-Sprung, durch den sich das gesamte leere Feld verändert. Um ihn werden wachsende Quadrate oder Kreise gezeichnet, und es kommt im Übungsverlauf darauf an, die Bewegung der Strichführung immer mehr zu verlangsamen, bis der Zeichner aus einer Routinesicherheit herauswächst zu einer fruchtbaren Verunsicherung. Das wird auch am Atem spürbar, der seinerseits wieder zurückwirkt auf die Strichqualität, indem er aus einem routinierten sterilen Strich allmählich einen lebendigen

[111] Jung, Das Geheimnis der Goldenen Blüte, S. 22.

werden läßt, der in sich atmet, so daß darin ein Schritt zu einer anderen Qualität geschehen kann.

Dieser Vollzug einer Bewegung in die vier kosmischen Grundrichtungen geschieht z. B. in der Weise, daß die rechte Hand links unten mit der Vertikalen von der »Erde« zum »Himmel« beginnt, auf der oberen Blatthälfte dann die Horizontale nach rechts führt – als eine Bewegung im Geist-Raum –, um aus der Höhe mit der abfallenden Vertikalen sich zur Erde hinunterzulassen und damit auch in die Nacht. Die Horizontale zurück zum Ausgangspunkt ist dann wie ein Durchwandern der Erde oder des Dunkels der Nacht, die in der nächsten Vertikalen wieder zum Licht aufsteigt. Diese Bewegung entspricht der des jahreszeitlichen Ablaufs von Frühling, Sommer, Herbst, Winter und damit auch dem täglichen Rhythmus des Menschen, der sich am Morgen aus der Nacht erhebt, mit ihm zum Zenit des Mittags hinwächst, sich im Nachmittag gleichsam in der Horizontalen hält und in der Dämmerung des Abends wieder langsam in die Nacht zurücksinkt. Oft steht die Bewegungsrichtung der rechten Hand im Vordergrund der Arbeit, weil sie an die kreative Qualität rührt. Doch kann es auch angezeigt sein, diese circumambulatio des Strichverlaufs linksläufig zu vollziehen. Für einen sehr aktiven Menschen kann das die momentan für seinen Prozeß wichtige Bewegung sein, weil sie ihn aus seiner Extraversion zu der von ihm vernachlässigten Wendung nach innen einlädt. Spiegelbildlich gilt das Gleiche für das Zeichnen mit der linken Hand. Die Situation der einzelnen Hand und mit ihr gleichzeitig der entsprechenden Leibseite ist ein wichtiger diagnostischer Aspekt, damit der Therapeut gezielt mit dem ansetzen kann, was der Übende braucht. Dabei ist z. B. folgende Beobachtung entscheidend: Wie nimmt jemand den Stift, und was läßt sich daraus erkennen? Wird in der zeichnenden Hand eine Blockierung sichtbar? – Auf diese Weise mag die Leibverfassung und mit ihr vielleicht biographischer Hintergrund ins Gespräch kommen.

In der Verlangsamung der Bewegung kann der Energieaufwand der den Stift haltenden Finger variiert und damit eine neue Erfahrung angebahnt werden. Ein Transfer zur Leibtherapie geschieht möglicherweise mit Fragen wie: Welches Pattern spiegelt sich in der Schreibhand? Wie erlebt der Übende sie, wie den Zusammenhang zum Gesamtleib, wenn Hand und Arm blockiert sind? – Hängt jemand in seiner Körperhaltung nach links hinüber, kann hier ein Mangel in der linken Leibseite spürbar werden. Dann ist es hilfreich, wenn der Übende zunächst seinen linken Fuß erspürt, evtl. sogar aufstampft, um eine Kraft wachzurufen, die dem Übergewicht von rechts begegnen kann. Die Frage stellt sich, ob vorläufig nur mit der linken Hand gezeichnet werden sollte, so daß die rechte bewußt passiv bleibt. Eine derartige Vorgehensweise enthält unter Umständen eine Chance, bisherige Krusten und Verhärtungen durch heilsame Erschütterung zu öffnen. Kann der Zeichner sich solchem Erleben stellen und hinhorchen, wird aus tieferen Schichten etwas hochkommen, was schon bereit lag und nur auf Entbindung wartete. Was da zum Durchbruch drängt, ist letztlich nichts anderes als etwas vom Wesen des Menschen, das verstellt war.

Die Bedeutung des Mandalazeichnens innerhalb der Initiatischen Therapie ist demnach die einer reinigenden »Formel« zur Zentrierung und Kernung, mit der Tendenz sowohl auf »Kernspaltung« wie auf »Kernfusion« hin. Das heißt, daß einerseits der Kern angeregt wird, seine Energien freizugeben, andererseits ist eine Einung der zentrifugalen und zentripetalen Kräfte zur Zentroversion hin intendiert. Von daher wird verständlich, daß Mandalas in der Initiatischen Therapie nicht erst dann vorkommen, wenn sie herausspringen, sondern daß sie, durch das Exercitium initiiert, evoziert werden. Das steht insofern in Einklang mit Jungs Aussagen, als er einerseits das Mandala als Ausdruck für das »Kernatom« der Psyche ansah, andererseits von der Rückwirkung eines Mandalas auf den Urheber sprach. Es geschieht also in dieser Evokationsmethode ein Ernstnehmen und Weiterführen jener Aussage. Der Idee der Ausfaltung eines Kernatoms entspricht es, daß grundsätzlich die Bewegung beim Zeichnen von innen nach außen verläuft, wie ein Same, der sich »auskernt«. Selbstverständlich wird aus der freien Hand gezeichnet, ohne Hilfe von Lineal oder Zirkel, wie der einzelne die Symmetrie halten kann oder nicht. Hier kann der Übende entdecken, wo er aus der Zentrierung fällt, wo Chaotisches zutage tritt und in welche Richtung die asymmetrischen Details tendieren. Auch die Versuchung zur Hybris kann entstehen, indem eine dunkle Kraft ins Maßlose, Endlose wegzieht.

Ein diagnostischer Ansatz beim eingangs erwähnten zweiten Weg der freien, kreativen Mandalagestaltung ergibt sich u. a., wenn jemand eventuell an der Mandalastruktur scheitert, indem er sich in einem Labyrinth verfängt oder sich ins Chaotische verliert. Dann ist es unter Umständen zu früh für freie Mandalaformen, vielleicht überhaupt für das Mandalazeichnen, und der Übende wird sich einer anderen therapeutischen Methode zuwenden.

Ebenso geschieht das Gegenteil: Ein Mensch, der jahrzehntelang ein bewußtes spirituelles Leben geführt hatte, brach beim Mandalazeichnen plötzlich nach links oben in die totale Asymmetrie aus, so daß dort ein neuer Raum erschlossen wurde. Diese Frau war im Kern getroffen worden, öffnete sich bereitwillig und ließ etwas zu, was sie zu einer ganz neuen Phase ihres Prozesses führte. – An diesem Beispiel wird ersichtlich, daß eine zunächst vorgegebene Struktur auch die Chance einer kreativen Überschreitung enthält, und zwar dann, wenn durch die Wiederholung von Ursprungsformen etwas evoziert wird, was aus Unbewußtem sich befreien möchte zu einer neuen Gestalt.

Außerdem wird oft der Fall eintreten, daß die vorgegebene Form in ihrer ständigen Wiederholung frustrierend wirkt. Aber gerade das Anwachsen der Frustration sprengt schließlich eingefahrene Fesseln und bereitet auf diese Weise einen initiatischen Schritt vor. – Für einen Menschen, der sehr impulsiv ist, kann es geraten sein, bewußt auf solche Frustration hinzuarbeiten, weil er mit Hilfe der einfachen Form erst einmal zu einer Konzentration kommen muß, damit er seine

Kräfte nicht nutzlos hinausschleudert an die Peripherie. Hier wird der Therapeut gerade so begleiten, daß die vernachlässigte Introversion als polare Gegenkraft zur Extraversion spürbar wird und Zentroversion anbahnt.

Eine wichtige Rolle spielt ferner, ob der Zeichner Mann oder Frau und welche Seite bei ihm stärker gelebt ist. Kommt ein Mann mit einer sehr weiblich betonten Ausgangslage, ist für ihn eine Kernung mit mehr männlichen Formen, z. B. ein quadratisches Mandala, wohl eher am Platz. Hat dagegen eine Frau stark ihre männliche Seite gelebt, kann man erst einmal schauen, wie sich die rechte Hand äußert, ob sich ein Überhang an gradlinigen oder winkligen Formen zeigt. Ist das der Fall, könnte etwa die rechte Hand vorläufig passiv bleiben, damit im Tun der linken Hand vielleicht verschüttete weibliche Kräfte wachwerden. In beiden Fällen muß die Verfremdung des Eigenen zunächst einmal gesehen und als solche angenommen werden. Ob man dann den Menschen mittels einer gezielten Stauung oder in geduldiger Behutsamkeit an sein eigentliches Wesen heranführt, hängt ganz von dessen Struktur ab. Es gibt hier ebensowenig eine allgemeine Regel des Vorgehens wie beim Geführten Zeichnen. Jemand, der vor Extraversion überquillt, kann z. B. durch das Zeichnen von quadratischen Spiralen mit ihrer Brechung und Verlangsamung ein Gegengewicht in sich entwickeln, um so mehr, wenn es mit geschlossenen Augen geschieht. Hier kann auch geraten sein, die einzelnen Mandalazeichnungen an der Peripherie zu beginnen, um in der Mitte zu enden. Die Innenarchitektur des Seelenraumes, welche sich in Mandalas widerspiegelt, kann sich sowohl in Einfallslosigkeit wie in reicher Differenziertheit, in transparenter Einfachheit wie in ausufernder Verspieltheit äußern.

Ein wichtiger Aspekt ist ferner die Art der Übergänge von der Mitte zur Peripherie, z. B. ein Bruch, wenn ohne Befolgen der einmal begonnenen Zahlenstruktur z. B. eine Vierheit unorganisch in die Sechszahl wechselt. Darin kann sich aber auch ein Wachstumssprung ausdrücken. Damit umzugehen, ist die jetzt gestellte Aufgabe.

Da ein Mandala von jeher die Bedeutung hat, »eine magische Furche um das Zentrum der innersten Persönlichkeit zu ziehen, um das Ausströmen zu verhindern, aber auch, um äußere Einflüsse abzuwehren«[112], kann gerade für Menschen in ihrem Individuationsprozeß, die immer wieder Schattenkräften mit Angst begegnen, das Mandalazeichnen von heilender Wirkung sein. Denn die Zentrierungsarbeit schenkt Rückhalt, sich auf solche Kräfte einzulassen, und der hegende Temenos verhindert eine Überschwemmung.

Einige Mandalas ein und desselben Zeichners sollen als Beispiele dienen:

Das erste entstand mehrere Monate nach einer schwerwiegenden Verletzung der linken Hand. Mit dieser versuchte er nun bei geschlossenen Augen eine strenge Strukturübung: die Spirale von innen nach außen, dann die Kreuzform mitten in die Spirale hinein. Es ergab sich dabei das folgende Bild.

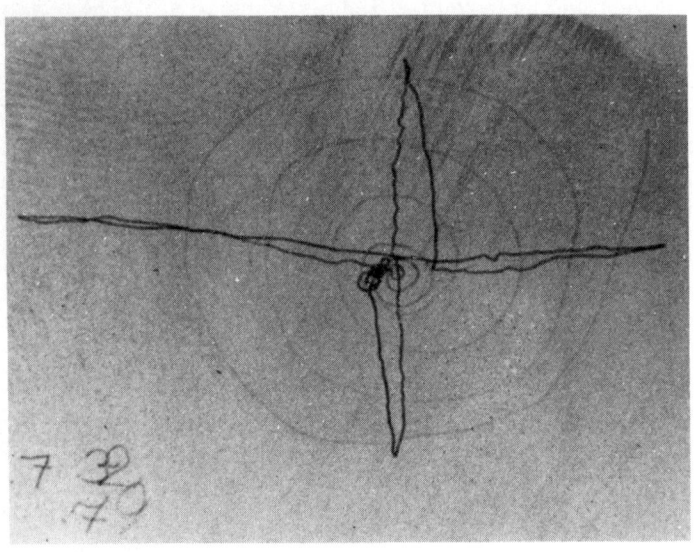

---

[112] Jung, Das Geheimnis der Goldenen Blüte, S. 22.

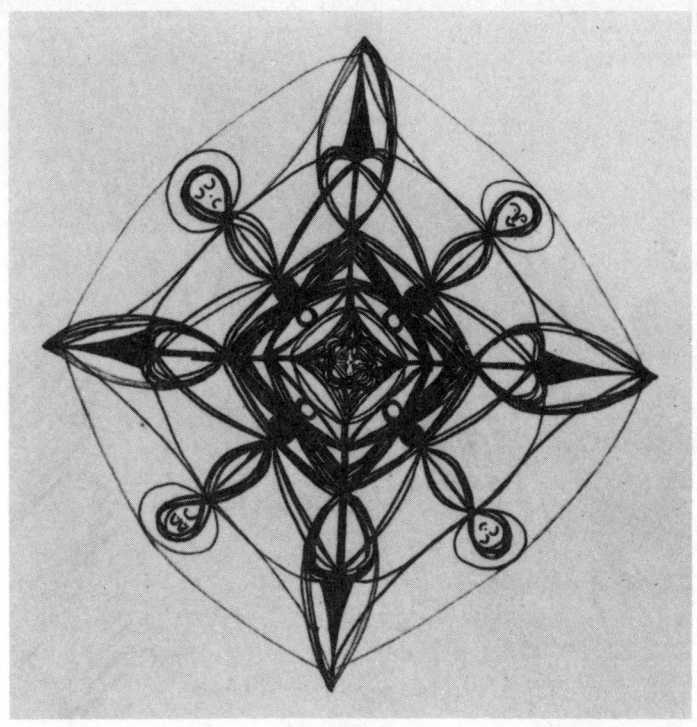

Der weichen Strichqualität der Spirale steht eine kräftige, aber
sehr fluktuierende in der Kreuzform gegenüber. Diese beginnt,
etwas nach links zurückgenommen, in der Mitte, steigt ab und
in eindeutiger, aber zaghafter Vertikale aufwärts, wobei die
spürbare Schwäche vom Zeichner bewußt angenommen
wurde.

Das zweite Mandala wurde mit der rechten Hand ausgeführt,
deren Ausdruck sehr zu geometrischer Ordnung neigt. Wäh-
rend der Entwicklung von innen nach außen entstand der
Wunsch, etwas mehr aus dem Abstrakten herauszukommen.
So entstanden Achterfiguren als Kopf und Leib, mit dem
Bedürfnis, dunkle, geisterhafte Feen herauszusetzen. Unge-
wollt erhielt jedes Gesicht einen anderen Ausdruck, den der
Zeichner wie folgt beschreibt: rechts oben: Entsetzen einflö-

ßen, rechts unten: harmlos-infantiler Puppenkopf, links oben: verschlingende Schwermut, links unten: bannender Hexenkopf. Die Speerspitzen an den Enden des Achsenkreuzes sind in Mandelformen versteckt. Im ganzen tritt in diesem Mandala viel Dunkles in versteckter oder chiffrierter Form nach außen.

Das folgende Mandala, das sich ohne jede Vorstellung aus der Mitte heraus entwickelte, wurde schließlich zu einem Kreuz aus abgeschnittenen Ästen. Doch die Beschriftung zeigt, daß das Quadrat durch neues Leben gesprengt wird, das aus den abgehauenen Ästen hervorsprießt. Damit verbildlicht dieses Mandala die Aussage, daß die geweckte Kernkraft auch regenerierend auf die Substanz wirkt.

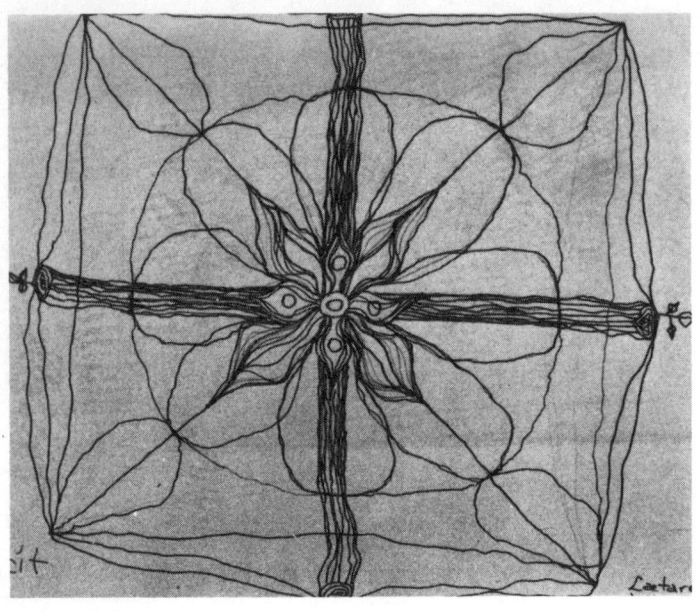

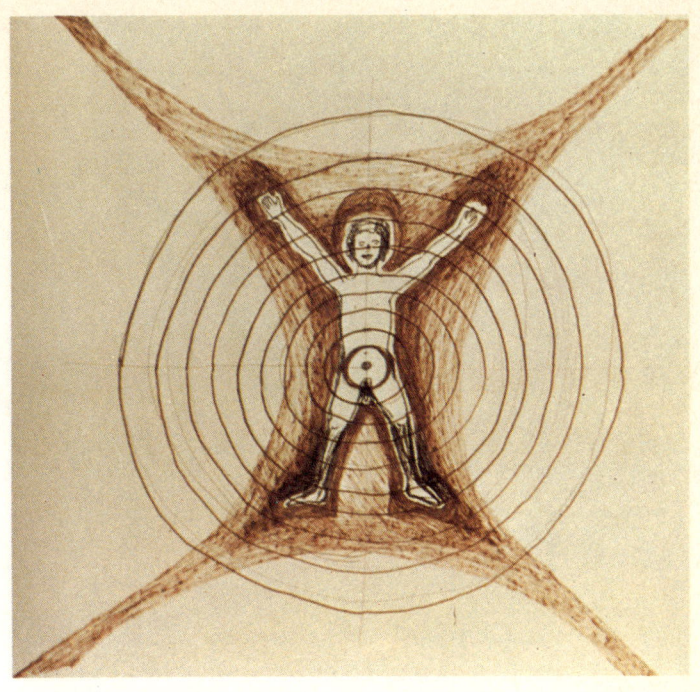

»Der Mensch im Kreuz« – ein Versuch, den Menschen in seiner Gestalt als Mandala zu begreifen, vom Hara ausgehend. Der Zeichner, im mittleren Alter, erkennt im nachhinein, daß er einen Jünglingstypos gestaltet hat.

Auf dem letzten Bild entfaltet sich aus einem winzigen roten Kern vierundzwanzigfach ein astraler, reiner Kosmos. Über einen grünen Umkreis tritt diese transparente innere Welt in die Verirdischung, in die einfachere Struktur der Zwölf, die von einer gelben Aura umstrahlt wird.

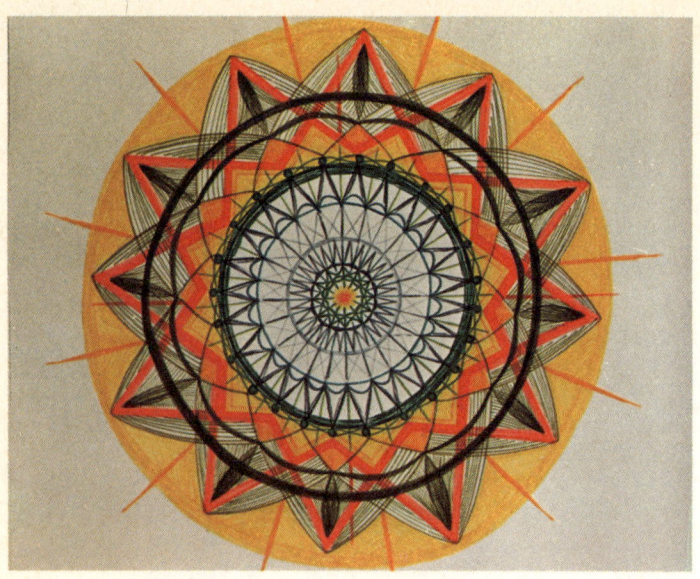

Die hier umrissene Arbeit mit dem Mandalazeichnen verlangt
einerseits Ausrichtung an bestimmten und bestimmenden
Kategorien, andererseits ist sie beseelt vom heuristischen
Überschreiten der Prinzipien. Insofern diese Methode innerhalb der Initiatischen Therapie erst vor wenigen Jahren
entstanden ist, befindet sie sich noch in ständiger Weiterentwicklung durch die immer neue Erfahrung mit Menschen.

Kapitel 15: Initiatische Erfahrung in der Musik

Auch die Selbsterfahrung am Musikinstrument wie die Arbeit an der eigenen Stimme können an die Schwelle des initiatischen Erlebens hinführen. Darüber hinaus kann aber auch in konsequentem Weiterüben unter verantwortlicher Führung die Musik zum »Weg« zu einem ganzheitlichen Menschen werden. Als präverbale Symbolsprache ist die Musik ebenso unmittelbar wie die Gebärde. Nach altindischer Mythologie stehen beide dem seelischen Ausdruck näher als Wort und Bild. In einem tantrischen Text heißt es: »Am Anfang schuf Gott den Klang, das shabda brahman«. Noch im heutigen Indien sind Melodie, Rhythmus und Tanz in einem einzigen Begriff, »Sangeet«, zusammengefaßt. Musik wie Tanz reichen über das Menschliche hinaus zum Vorpersonalen und auch zum Transpersonalen hin, und der tanzende Shiva kann vorbewußt, aber auch überbewußt sein, etwa wie im kultischen Bereich.

Wo es um den Wieder-Anschluß an die erdhaften Urkräfte geht, ist immer das Vorpersonale gemeint. Diese Rückbindung wieder einzuleiten, eignet sich im Bereich der Musik vor allem die Trommel, da sie besonders den erdhaft-mütterlichen Bereich im Menschen anspricht. Sie ist einfach zu handhaben und setzt keinerlei handwerkliches Können voraus. So erleichtert sie es demjenigen, der sich zum erstenmal auf die Selbsterfahrung am Instrument einläßt, sich in Tönen zu äußern. Es mag paradox erscheinen, daß gerade derjenige, der kein Instrument beherrscht, oft einen unmittelbaren Zugang zum Klangerlebnis bekommt, einem Kind ähnlich, das noch nicht durch angelerntes Können verstellt ist. Anfängliche Scheu oder gar Angst vor dem Nicht-Können, ja, die Angst vor dem ganz Unbekannten dürfen nicht überspielt werden. Der Klient wird angehalten, zu ihr zu stehen, sie anzunehmen. So fällt es ihm nicht mehr schwer, diese Angst am Instrument darzustellen. Auf die Ermunterung hin etwa: »Wie klingt Angst auf dem Klavier?« oder: »Wie spielt jemand, der nicht spielen kann?« gelingt im Annehmen des momentanen Engpasses oft das Durchbrechen einer Fassade. So tun sich neue Erlebnisräume auf, der Sprung ins Unbekannte ist getan. Was ihm an neuen Tönen und Klängen begegnet, ist er selbst in einer bisher nicht gekannten Weise, da zu sein. Entweder schreckt der Spielende dann schnell zurück und will nicht sagen, was geschah, oder, wenn er sich in seiner Tiefenschicht berührt fühlt, spürt er eine innere Verpflichtung, den Weg weiterzugehen. Der Therapeut wird ihm jetzt helfen, die gefundene Spur nicht zu verlieren und ihn begleiten bei dem Versuch, sie allmählich stärker bewußt zu machen. Hat der Übende auf diese Weise einen unmittelbaren Zugang zum Instrument gefunden, setzen sich Emotionen spontan in Klänge um. Erschütterungen, Wut, Freude oder Trauer werden für ihn erlebbar und können in bezug zur eigenen Person gesehen werden. Im Rollenspiel lassen sich verdrängte Konflikte mit Hilfe des Mediums ausagieren und dadurch bewußt machen. Durch ein Zusammenwirken von Klang und Gebärde geschieht Befreiung, aber auch Bereinigung. Erst wenn Emotionen sich äußern durften, wird Raum frei für die Regungen ganz anderer Art, die nach eigener Gesetzmäßigkeit unerwartet zur Äußerung drängen. Im näheren Hinhorchen erlebt der Spieler, daß er zutiefst von ihnen bewegt wird. Er fühlt sich getragen und aufgenommen von ihnen. Ein Gefühl der Sicherheit erfüllt ihn, als fließe ihm von ganz woanders her neue Lebenskraft zu. Kennzeichnend für das, was musikalisch in Erscheinung tritt, ist die Einfachheit der Struktur, von archaischem, formelhaftem Charakter. Die Echtheit einer solchen musikalischen Gestalt erweist sich in der Qualität und im beglückenden Erlebnis, das ihr Auftauchen begleitet. Entscheidend dabei ist, daß der Spieler sie als etwas Eigenes erlebt und daß sie bewußt gemacht wird. Denn nur dann wird möglich, daß das in ihr erfahrene, aber noch nicht verwirklichte

Potential in die Verantwortung weiterer Entfaltung genommen werden kann. Das heißt für den Übenden zunächst einmal, daß er das, was er unversehens spielte, als »sein Richtig« annimmt. In der weiteren Entwicklung gilt es dann zu erspüren, was der eigenen Form, der Entfaltung des innersten Potentials an Verstellungen im Wege steht. Dabei läßt die entdeckte »Ur-Formel« bereits ahnen, in welcher Weise sie sich ausformen möchte.

Ein Beispiel soll das bisher Gesagte näher erläutern:

Peter sitzt an gemischten Schlaginstrumenten und hat schließlich eine »Spur« gefunden. Sie ist schlicht und einfach, leicht eingängig und wiederholbar. Einmal voll angenommen und erlebt, drängt dieses formelhafte Klangspiel nach Entfaltung, nach Ausdifferenzierung. Peter überläßt sich mit Lust der Weiterentwicklung und erfährt, daß diese neue Form ganz individuellen Charakter trägt. Plötzlich stockt er, wird unruhig, bleibt in gleichen Formen stecken und hat das Gefühl: es wird monoton. Er äußert: »Ich spüre, daß es weitergehen *muß,* aber ich komme nicht weiter.«
Therapeut: »Was fehlt?«
Peter: »Etwas Lebendiges! Der Pfeffer!« – Dabei macht er eine spontane Gebärde.
Therapeut: »Schau dir deine Gebärde an! Was ist das? Spiel das!«
– Und schon wird er von einem Trommelhagel überrascht. Peters Augen blitzen, sein Gesicht sprüht neues Leben.

Immer wenn solche Übersetzung gelingt, hat etwas Ausdruck gefunden, das sich durch Wiederholung bewußt machen, einbinden und vertiefen läßt. Gelingt es dem Klienten, dieses Geschehen verbal zu fassen, wird ihm in der Regel gleichzeitig bewußt, daß er in alltäglichen Lebenssituationen mit ähnlichen Schwierigkeiten zu kämpfen hat: sein Erlebnis am Instrument hat ihm einen Zugang dazu verschafft.

Manchmal kann es notwendig sein, daß der Therapeut seinen Partner provoziert, um ihn aus einer Verschalung herauszulok-ken. Das Spiel im Dialog wirkt dann als ein Kanal, der es ihm ermöglicht, Verdrängtes freizusetzen, weil er nicht personal auf jemanden bezogen ist. Selbst ungeahnte Heftigkeit, die er in einer Normalsituation nicht zulassen würde, kann sich in einer solchen Spielform Bahn brechen. Hat der Initiand sich einmal eingelassen auf den Ausdruck, der sich da Luft machen will, kann sich eine neue musikalische Gestalt aus dem scheinbar Chaotischen herauskristallisieren. In ihr steht ein »männlicher Geist« auf, der sich von den schwingenden archaischen Formen als etwas völlig Neues abhebt. Es ist immer das Weiblich-Schwingende, was Raum und Kraft, das Männliche dagegen, was Form und Gestalt gibt. Es kann z. B. jemand gut in den mütterlichen Bereich hineingekommen sein: der Klangraum wird tiefer, der Rhythmus wird weiter, ein ruhiges Schwingen geschieht. Wenn sich aber eine gewisse Monotonie einstellt, verliert das Ganze die Achse. Dadurch wird es notwendig, eine männliche Form dagegenzusetzen, die wieder Licht und Spannung hineinbringt. Eine neue Senkrechte wird aufgerichtet.

Hat jemand seine Grundformel einmal gefunden, kann diese sich ausdifferenzieren und ausformen, aber sie läßt sich immer wieder auf die gleiche Urform zurückführen. Die Sicherheit, die sie vermittelt, kann für einen Übenden mit schwacher Ichstruktur vorübergehend unerläßlich sein. Er muß sie erst einmal festigen, indem er über längere Zeit exercitienmäßig mit ihr umgeht, weil von dorther sein labiles Ich gestärkt wird. Er kommt auch bei der Ausdifferenzierung der Grundformel bald an eine Grenze, die nicht zu früh überschritten werden darf, sonst erliegt er der Gefahr des Ichverlustes. Nach und nach kann immer mehr Risiko ins Spiel hineinkommen, z. B. »disharmonische« Klänge oder arhythmische Formen. Altgewohnte musikalische Normen werden verlassen, und der Übende kann sich so weit in unbekannte Räume hinauswagen, als er sich wie an einem »Faden« gehalten fühlt. So lange bleibt er kreativ und gerät nicht in den Sog dessen, wohin er sich wagt, weil er verbunden bleibt mit seiner urtümlichen Form, die *seine* Weise ist, am Ursprung allen Klanggeschehens teilzuhaben. Er übt sich ein in die Fähigkeit, Grenzen zu setzen, sie zu erweitern oder zurückzunehmen. Mit der Zeit findet er seine individuelle Weise, die sich mit neuen Elementen beliebig anreichern und variieren läßt. Sie wird sehr einfach sein, »sein Lied«, das wie selbstverständlich da ist, wenn er geduldig das bisher Gefundene ins Exercitium genommen hat. Damit verliert sich auch die Angst, etwas »falsch« zu machen, auch die Angst, einer von außen gesetzten Erwartung nicht gerecht zu werden.

Ein zweites Beispiel bringt andere Aspekte mit hinein:

Es handelt sich um Andrea. Sie ging sofort zum Xylophon und versuchte eine Melodie zu spielen, die ihr einfiel, aber sie fand nicht alle Töne. Der ihr vertrauteste Ton war dabei das C. Der Therapeut nahm nun gerade alle C-Stäbe heraus, und damit fehlte ihr der wichtigste Ton, der ihr als Orientierung diente. Sie war gezwungen, auf den verbleibenden Hölzern etwas Neues zu finden. Bei diesem Beginnen geriet sie ins Schleudern. Genau das war der Moment, in dem der Therapeut ihr sagen konnte, sie solle sich einmal nur dem Bewegungsdrang der Schlegel überlassen und akzeptieren, was komme. Von da an kam sie allmählich ins Spielen, wobei der Therapeut sich leise auf der Trommel miteinfühlte. Ganz von selbst kristallisierte sich ein lebendiges Tanzspiel heraus, weil Andrea keine Töne mehr anzielte, sondern sie einfach zuließ. Das Lied, das sich aus diesem Spiel ergab, klang wie ein exotischer Tanz, ein Ausdruck vitaler Lebenslust. Nach einiger Zeit ließ sie die Schlegel sinken und fragte, während ihr vor Freude die Tränen kamen: »Wie ist so etwas möglich?«

Dieses Spiel hat sich *ereignet*, es war *ihre* Musik, die plötzlich aus Tiefenschichten heraus geboren und erlebbar geworden war. Sie war jedoch noch nicht bewußt geworden, und darin besteht der nächste Schritt: daß sie in der Spiegelung dessen, was sie schöpferisch-spontan aus sich geschaffen hatte, sich selbst erkannte: als Schöpferin und auch als geschaffene Musik. Aber indem sie sich in einer neuen, ihr bisher unbekannten Weise entdeckte, konnte sie auch die Erkenntnis der Fassade zulassen, mit der sie bisher verstellt hatte, was nun sichtbar geworden war, und die auch ihren anfänglichen Versuch, ein Lied zu spielen, beherrscht hatte. Zwar war die Fassade schön und heil gewesen, aber sie war auch kalt und unlebendig, und darum konnte Andrea nie wirklich mit dem zufrieden sein, was sie spielte. Immer blieb noch eine Sehnsucht zurück. Indem sie sich der Situation völlig überließ, tat sie einen Schritt auf sich selbst zu. Jetzt kam bei ihr das Bedürfnis nach einem Streichinstrument mit tiefen Tönen auf. Der Therapeut gab ihr das Cello. Sie fand und spielte den tiefen Ton, doch zu seinem Erstaunen wurde dieser immer häßlicher statt schöner, und je häßlicher, um so größer wurde ihre Begeisterung. Der Therapeut erkannte: nachdem die Fassade gefallen war, tauchte nun eine andere, nicht gelebte Seite ihres Lebens auf, in Form von gräßlichen kratzenden und donnernden Tönen. Aber sie meinte: »Es könnte noch mehr donnern!« Er schlug ihr die Trommel vor, doch sie wählte das Klavier und schlug auf die Tasten. Aber es entstanden keine wirklichen Töne. Er griff ein mit einem Hinweis: »Der Ton kann nicht klingen – du hast keinen Kontakt zum Instrument!«

Nur durch Kontakt im vertrauensvollen Annehmen des Instrumentes kann der Mensch auch mit sich selbst in Kontakt kommen, und erst im Kontakt kann Musik »sich ereignen«.

Sobald Andrea Fühlung zu den Tasten und zum ganzen Klavier hatte, entstand ein Gewühle von raunzenden und brummenden Tönen, die alles andere als harmonisch und schön waren. Aber sie waren dennoch überzeugend und hatten eine gewisse Echtheit. Plötzlich wanderte spontan die rechte Hand ins andere Extrem, und ein Zirpsen, Piepsen und Klingeln mischte sich hinein.

Es scheint wohl naturgegeben zu sein, daß ein Geschehen, wenn es einmal ein Extrem erreicht hat, umspringt in die Gegenpoligkeit.

Das Donnern war umgesprungen in helle, glockenartige Töne, beide begegneten sich schließlich in einer schön gespannten Oktave. Der Therapeut stutzte: es waren genau die Töne, die er ihr zu Beginn aus dem Xylophon herausgenommen hatte: c – C. Und nun landete sie wieder bei ihnen. Jetzt aber klang es stimmig und schwang wie ein Kreis. Sie hielt inne, blieb lange still und war sichtlich betroffen: »Ich habe meine Mitte gefunden. Jetzt möchte ich allein sein!«

Hier wird exemplarisch deutlich, wie Dualität zu Polarität wird und die Spannung zwischen beiden dann fruchtbar werden kann. Tiefe Töne von geradezu höllischem Charakter und helle Glöckchentöne, die zunächst keinerlei Beziehung zueinander hatten, begegneten sich. Es begann, sich zu spannen. Zwischen beiden ereignete sich etwas, und es sprang um in etwas Gemeinsames. Andrea hatte damit eine Basis, einen neuen Ausgangspunkt gefunden, der es ihr ermöglicht hätte, sich in einer neuen und ganz eigenen Weise auszuformen. Die Arbeit wurde jedoch aus irgendeinem Grund abgebrochen.

Die äußeren Anzeichen sowie die Qualität, die im Raum spürbar wurde, und Andreas eigene Reaktion deuten darauf hin, daß eine Art Kern-Berührung stattgefunden hatte. Wenn der Kern getroffen ist, springt eine andere Dimension auf. Der

Klang ist anders, die Qualität ist neu. Ein Ton auf der Flöte z. B. wird zu einem Ton, der scheinbar nicht mehr aus der Flöte kommt. Es ist, als klinge der ganze Raum und als werde zugleich der ganze Mensch vom Ton bewegt. Er kann erleben, daß *nicht er* die Musik *macht,* sondern *die Musik spielt ihn,* oder: »Es spielt ihn«, wie der Zen-Schüler sagen würde.

Zu seinem Wesenskern Fühlung zu bekommen, setzt voraus, daß jemand offen dafür ist und auch unter einem gewissen Leidensdruck steht. Die Sehnsucht, das Drängen nach der anderen Dimension muß stark genug sein, sonst kann der Suchende nicht wirklich bereit sein, ein Exercitium auf sich zu nehmen, das er in Treue durchhält. Denn »alle Verwandlung im Geiste ist Arbeit«, weil die Preisgabe aller eingefleischten Gewohnheiten so schwer ist. »Dies meint nicht nur innere Übung, sondern auch Übung in der Weise, *da* zu sein.«[113] Im musikalischen Tun gibt es z. B. auch das Exercitium mit der Stimme, dem Instrument, das jeder Mensch mitbringt. Ist jemand sehr verkrampft und nicht durchlässig, kann seine Stimme nicht klingen.

Hat sein Atem den Schwerpunkt zu weit oben, dann sitzt die Stimme falsch: sie sitzt zu hoch, klingt beengt, flach, spitz, unsicher oder auch hohl und zeigt in alledem an, daß der Mensch noch nicht in die seinem Wesenspotential entsprechende Form und Freiheit gelangt ist. Das kann augenblicksbedingt sein oder auch eine generelle Haltung.[114]

Der Therapeut läßt in diesem Fall zwar am Ton üben, jedoch der Klient soll anfangs weniger auf den Ton als solchen achten als auf seine eigene Verfassung. Er muß sich fragen: Wo ist meine Haltung nicht stimmig? Wo bin ich verspannt? Habe ich Bodenkontakt, spüre ich meinen Beckenraum, oder versuche ich alles vom Kopf her zu dirigieren? Findet er zu einer Verfassung, in der er das Gefühl gänzlichen Hingegebenseins und Geöffnetseins erfährt, ergibt sich der reine und volle Ton ganz von selbst. Was ihn angeht, lautet die Frage nicht: Was

[113] Dürckheim, Meditieren – wozu und wie, S. 228.
[114] Ebd., S. 222.

muß ich tun, damit er schön klingt?, sondern: Wie muß ich da sein, damit der Ton, die Musik sich stimmig mit mir ereignen kann?

Der Übende kann früher oder später entdecken, daß schon in der Weise, die Technik zu üben, die rechte innere Haltung verfehlt oder gefunden werden kann. Der Ton wird die Kraft, Fülle und Transparenz haben, in der er selbst im Spielen da ist.[115]

Nachdem der Initiand mit etwas ganz anderem in Kontakt gekommen ist, ist es nicht mehr sein Ich, das die Klangfarbe verleiht, sondern der Ton fließt von dorther, wo er im Wesen angesprochen wurde. Der reine Ton wird jetzt zum »Spiegel eigener Reinheit«.[116]

[115] Ebd., S. 221.
[116] Neumann, Der schöpferische Mensch, S. 11.

Kapitel 16: Provokation

»Provokation« will herausfordern, die eigenen Grenzen zu erfahren, sich als einen Be-Grenzten und die Grenz-Situation als eine Krise zu erleben, aus der als ein Gewandelter hervorzugehen jeder die Chance hat.

Alte Askese-Prinzipien wie: wenig essen, wenig Schlaf, dabei aber hartes Exercitium, ziehen äußere Grenzen und sind, methodisch gezielt eingesetzt, Wegbereiter, um systematisch eine Krise herauszufordern.

Da die Teilnehmer für die Dauer des Prozeßverlaufs Tag und Nacht in der Gruppe verbleiben, werden Unverbindlichkeiten ausgeschaltet und, infolge strengster Kontrolle, die Konzentration auf das Wesentliche begünstigt. Bioenergetische, verschiedene Interaktions- und Meditationsübungen sowie Spiele aus der Gestalttherapie werden in den ersten beiden Tagen eingesetzt, um emotionale Blockaden abzubauen. Dadurch wird die eigene Verstandeskontrolle verringert und die Ansprechbarkeit im Gefühlsbereich erhöht. Der einzelne fühlt sich zurückgeworfen auf einen tieferliegenden Konflikt und gerät in eine längst fällige Krise. Von erheblicher Wichtigkeit wird, wie er auf sie reagiert: mit Angst, Wut oder Isolierung – einem seiner eingeübten Reaktionsmuster. Kann er sowohl den Konflikt selbst wie auch seine Reaktion darauf als etwas annehmen, das er allein zu verantworten hat, eröffnet er sich damit die Chance, daß die vorher im Konflikt als Abwehrhaltung gebundene Energie ihm nun zur freien Verfügung steht. Er kann sie nutzen, um den bisher abgespaltenen Bereich zu reintegrieren, was ihn zu erweiterter Selbstwahrnehmung, Erlebnisintensität und -tiefe, zu größerer Offenheit in Kontakt, befreiter Phantasie und Ausdrucksfähigkeit führt.

Die beiden folgenden Tage dienen der Hinführung zu initiatischen Erlebnissen mit Hilfe von LSD-Atmung, einer Hyperventilationsatmung. In ihr stoßen die Teilnehmer bei klarstem Bewußtsein an existentielle Grenzen wie die Leibes-Erlebnisfähigkeit, die eigene Geburt oder andere archetypische, kollektive oder reinkarnative Ereignisse. Sie sind geeignet, Seinserfahrungen auszulösen, wenn die im emotionalen Bereich entbundene Kraft in eine tieferliegende existentielle Schicht durchstößt und von dort her die innere Mitte sowie die eigentliche Bestimmtheit – das Gesetz, nach dem ich angetreten bin – erfahren werden kann. Unter diesem Aspekt erhält die LSD-Atmung den Charakter einer Initiationsmethode.

So soll in der Therapieform der Provokation ebenso ein neuer Beginn im irdischen Dasein wie eine Neu-Verwurzelung in der Transzendenz angezielt werden. Wieweit der einzelne dabei in seinem inneren Erleben vordringt, hängt allein davon ab, wie sehr er sich erschüttern und treffen lassen kann und wieweit er bereit ist, Schmerz und Angst zu begegnen und sich auf einen Durchbruch hin zu öffnen.

Die methodischen Möglichkeiten sind groß – es können alle meditativen und psychodynamischen Formen benutzt werden. Ihr Einsatz variiert je nach der akut sich ergebenden Notwendigkeit. Dabei ist es eine Sache des begleitenden Therapeuten, die aus der Tiefe aufbrechenden Gefühle und archetypischen Bedingtheiten – auch unter Bereitstellung von Ritualen – so aufzufangen, daß der Weg für eine Seinserfahrung geebnet wird. Sache des Klienten jedoch ist es, ob er sich »zufrieden« gibt und in einer Erschütterung steckenbleibt oder ob er die Grenzen der eigenen Verhaltensmuster sprengt, sein Schicksal auf sich nimmt und dadurch verwandelt zu Neuem aufbricht.

Kapitel 17: Aktive Imagination als leibhafte Bilderfahrung

Die Überschrift zeigt, daß die von Jung gefundene Methode der Aktiven Imagination eine Erweiterung erfährt, und zwar in der Weise, daß sie sich im »Schau-Spiel« verleiblicht und damit vom Geistig-Seelischen her in den Stoff gebracht wird. Es vollzieht sich dabei ein schöpferischer Akt, in dem das imaginierte Bild sich in leiblicher Gestalt verwirklicht. Wichtig ist, welche Qualität mitschwingt: manche Menschen spielen noch wie ein unbewußtes Kind, andere sind zwar wieder geworden wie ein Kind, aber bei ihnen stellt sich zugleich während des Spiels ein Impuls vom Unbewußten her ein: die »transzendente Funktion« bewirkt Durchlässigkeit auf ihren Wesenshintergrund hin. Das Spiel wird *wesentlich,* die Spaltung wird transzendiert. Dadurch entsteht während des Spiels eine Einheit von Unbewußtem und Bewußtsein, wodurch sich Spiel und Bewegungsqualität verändern, aber auch die gesamte Atmosphäre im Raum. Diese Veränderung läßt erkennen, daß das, was da ins Spiel gebracht wird, übereinstimmt mit dem, was sich im Grund dieses Menschen abspielt. Eine innere Strahlkraft wird durch das leibliche Geschehen hindurch sichtbar, so daß dieses eine neue Dimension gewinnt.

»Schau-Spiel« im Sinne einer solchen Aktiven Imagination wird hier zu einer Weise, sich aus der eigenen inneren Schau heraus darzustellen und sich auch zu stellen, wird zu einer Möglichkeit von Initiation und zum Entwurf für Individuation.

Eine wesentliche Rolle spielt dabei der Umgang mit der Maske, die etwas von der Wesensschwingung erkennen läßt und zutiefst der De-Maskierung dient. Das bedeutungsgleiche Wort »Larve« kennzeichnet in der Natur den Wandlungsvorgang eines Insekts und macht damit aufmerksam auf etwas, was sich hinter dem Schutz einer starren Larve innen vollzieht und wandelt, bis nach ihrem Abstreifen die ganze Schönheit eines Falters sichtbar wird. - Ein paralleler Vorgang ist im Spiel intendiert: nach dem Abnehmen der Maske hat oft der Gesichtsausdruck des Spielers eine eigenartige Tiefe und Durchlässigkeit, Schönheit, Strahl- und Initiationskraft gewonnen. Bereits für den Schauspieler der Antike galt, daß er nach dem Spiel mit der Maske ein Verwandelter zu sein hatte.

Der Umgang mit den Archetypen wird zum Spiel mit den inneren Kräften. Wer sie sinnvoll ins Spiel bringen kann, kann sie auch handhaben und lernt dabei, mit den unbewußten kollektiven Kräften umzugehen und Verantwortung für sie zu übernehmen.

Die Maske ist einer der ältesten Kultgegenstände und diente nicht nur dem Spiel, sondern bei manchen Naturvölkern auch als Mittel zur Heilung von Krankheit und Besessenheit. Der Medizinmann trug dabei eine dem jeweiligen Krankheitsdämon entsprechende Maske. So wurde der innere Dämon personifiziert und dadurch anschaubar. Der Kranke konnte mit ihm spielen, tanzen und kämpfen, wobei es oft um Leben und Tod ging, ihn aber auf diese Weise seiner faszinierenden d. h. krankmachenden Macht beraubte. Er erfuhr Heilung, weil er sich seine Krankheit zum Gegenüber gemacht und sich nicht mit ihr identifiziert hatte.

Was beim Medizinmann im magischen Bereich und unbewußt bleibt, wird sichtbar und dem Bewußtsein zugänglich, wenn zwei Spieler sich gegenseitig eine Maske modellieren. Sie erleichtert Projektionen, so daß ebenso beim Zuschauer schöpferische Impulse aktiviert werden können, wodurch er über Projektion und Imagination am jeweiligen Geschehen direkt beteiligt wird. Im Verlauf des Prozesses profiliert sich beim Spieler eine innere Gestalt, die dann in der Maske sichtbar wird und sich aus der Spannung zwischen Improvisation und strenger Übung herauskristallisiert. Damit ist jeder Spieler an sein aktuelles Thema gekommen. Er ist mit dem Teil von sich, den er durch die Maske darstellt, nicht mehr unbewußt identifiziert und kann aus diesem Grund im Umgang mit ihr eine heilende Wirkung erfahren. Im freien Spiel der Kräfte, das auf seinem Höhepunkt zu einer Auseinandersetzung zwischen Leben und Tod werden kann, löst er sich von einer quälenden negativen Schattenfigur oder setzt eine vorher gebundene positive innere Figur frei.

Die verwendete Maske wird von einem Mitspieler mit Hilfe von Gipsbinden vom Gesicht abgenommen. Derjenige, der die Maske am Gesicht des anderen formt, bringt jedoch immer auch etwas von sich mit hinein, was angeschaut und bewußt gemacht werden muß. Das ist oft bereits ein Einstieg ins Spiel, der unbewußte Kräfte freisetzt, anschaulich macht und auffängt. Der, welcher nach Ablösen vom Gesicht seine Maske zum erstenmal sieht, ist oft völlig überrascht, weil er darin nicht das Bild wiederfindet, das er von sich selbst hatte, sondern vielleicht einen Ahn, Vater, Mutter, Geschwister usw. oder auch einen Archetyp. Sobald jeder seine eigene Maske erhalten und vom inneren Zentrum her auch beantwortet und angenommen hat, findet die erste Auseinandersetzung des einzelnen mit ihr statt, bis er die in ihr »entdeckte Gestalt« entsprechend benennen kann, sei es als: Hexe, Zauberer, Held, Großvater, König, einen Lahmen, Blinden, Schielenden, Verletzten usw. Auch bei den danach folgenden Gesprächen in der Gruppe sollte kein persönlicher Name, sondern immer nur der der jeweiligen Gestalt genannt werden, damit der überpersönliche Charakter der Handlung gewahrt bleibt. Jeder kann sich dann davon »abschneiden«, was er braucht und verträgt.

Meist erscheinen die Masken als Archetypen, haben jedoch immer auch persönliche Prägung. Es können dabei durchaus mehrere Formen ein und desselben Archetyps innerhalb einer Gruppe erscheinen, z. B. verschiedene Königsmasken. Sie unterscheiden sich genauso erheblich voneinander, wie dies bei den geschichtlichen Vertretern der Königswürde der Fall war. Was erkannt und mit einem Namen belegt wurde, wird in einem weiteren Arbeitsgang mit Farbe entsprechend sichtbar gemacht, als lebendiger Ausdruck der inneren Projektion. Findet jemand keinen Namen dafür, ereignet sich für ihn das gleiche wie im Märchen vom »Rumpelstilzchen«: ebenso wie dessen Macht erst gebrochen wurde, sobald sein Name bekannt war, ist auch hier im Spiel die Namengebung wichtig, um der Macht des inneren Bildes nicht länger ausgeliefert zu sein. Es wird nicht ein persönlicher Name gegeben, sondern immer nur die Gestalt benannt, z. B. »der Lahme«.

Wie sich bereits beim ersten Umgang mit der Maske Wesentliches ereignen kann, zeigt das Beispiel einer Frau, die ihre Maske nicht ertragen konnte, weil sie darin ihre frühere Kindheitssituation gespiegelt sah, als sie noch schielte. Zwar hatte sie durch intensives Training die Augenstellung korrigiert, so daß sie das Schielen nicht mehr erlebte; aber auf der Maske erschien es wieder. Impulsiv rannte sie davon und stach ihrer Maske die Augen aus.

An dieser äußeren Reaktion wurde ein innerer Vorgang erkennbar: die Korrektur ihrer Augenstellung hatte offensichtlich die innere Gestalt nicht verwandelt. In ihrem Innern hatte die Schielende weitergelebt, und über die Maske kam sie erneut ans Tageslicht. Dadurch wurde ihr jedoch die Chance zuteil, sich mit der nur verdrängten, aber nicht akzeptierten, – geschweige denn verwandelten – inneren Gestalt von neuem und fruchtbar auseinanderzusetzen. Im Verlauf dieses Bemühens wurde ihr bewußt, wie sehr sie in ihrem bisherigen Leben immer nach etwas geschielt hatte, was im Moment gerade nicht dran war, daß sie also vom »Archetyp der Schielenden« besetzt war und darum sich in ihrem Leben nicht weiterentwickeln konnte, weil die »Augen der Schielenden« stets mit der anderen Seite liebäugelten, während sie glaubte, die Fehlstellung ihrer Augen überwunden zu haben. Der Therapeut machte ihr den Vorschlag, die entstandenen Augenhöhlen in eine Form zu bringen, mit dem Ergebnis, daß sie Blut aus ihnen fließen ließ. Da sie diese Maske nicht vor ihrem Gesicht ertragen konnte, folgte sie einem Impuls, sie vor den Bauch zu halten, und spontan wiegte sie sie in rhythmischen Bewegungen. Damit brachte sie zum Ausdruck, daß sie erst noch einmal in ihren Bauch hineinnehmen mußte, was die Maske ihr sagte, um es dort auszutragen und zu wandeln. Hier zeigt sich, daß es nicht unabdingbar ist, die Maske vors Gesicht zu nehmen, damit etwas Neues sich gebären kann. Sobald sich für den Spieler der Ausdruck seiner Maske verändert, objektiviert er diese neue Projektion durch Übermalen der vorhergehenden. Er spielt die von der Maske verkörperte Rolle immer nur so lange, als diese Kraft und Wirkung hat. So verändert sich innerhalb eines Kurses der Spieler mit der Maske und diese mit ihm in wechselseitigem Geschehen, und damit erhalten beide einen neuen Auftrag. Dabei kann das Wesen, das sich in der Maske verkörpert, noch so grauenhaft sein. In dem Moment, wo es im Spiel seinen Platz und Auftrag findet, wird es erlöst.

Dem gleichen Ziel wie die Masken dienen auf andere Weise »rituelle Übungen«. Sie bilden ein Instrument, mit dem jemand sich seinen Tiefenkräften nähern und sie in Schach halten kann, ohne von ihnen überschwemmt zu werden.

In einer dem Unbewußten gegenüber offenen primitiven oder durch Rituale mit den Mächten verbundenen Kultur ist man auf das Einbrechende vorbereitet. Deswegen hat es dort keinen so gewaltigen Charakter, weil die Spannung zwischen Bewußtsein und Unbewußtem nicht so groß ist. Kult und Ritual bahnen den Göttern, Geistern und Dämonen Wege, auf denen sie sich manifestieren können. Und der Medizinmann ist z. B. als Schamane die Institution dieses Weges selber, auf dem, wie auf höherer Ebene beim Propheten, die »andere Seite« sich dem Menschlichen annähern kann.[117]

Genaugenommen geht es in der Initiatischen Therapie immer wieder um das gleiche Prinzip: überpersönliche Formeln, Themen, Bilder, Klänge oder Gebärden schaffen die Bedingungen, unter denen das Individuum eine ganz andere Seinsqualität erleben kann, und Kanäle, die es ermöglichen, daß sowohl persönliche wie unpersönliche Kräfte aus dem Unbewußten aufbrechen können, ohne zu überfluten, sondern

---

[117] Neumann, Der schöpferische Mensch, S. 11.

eingebunden werden in ewige Strukturen, die das sterblich Menschliche übergreifen.

In dem gleichen Sinn lassen sich auch alle Riten und Symbole der katholischen Kirche sowie nichtchristlicher Religionen und früherer Mysterienkulte verstehen. Sie waren in der Lage, das kollektive Unbewußte des Menschen hinreichend zur Darstellung zu bringen und ihm damit, auch wenn er es rational nicht verstand, genügend Kraft zur Lebensbewältigung und Lebensgestaltung zu vermitteln. Heute sind die religiösen Symbole weitgehend entleert und können daher für den einzelnen nicht mehr Träger seiner unbewußten dynamischen Kräfte sein, nicht mehr vermitteln zwischen seinen schöpferischen und seinen zerstörerischen Möglichkeiten. Folglich ist er ihnen in hohem Maße ausgeliefert, und sie lassen ihn oft auf primitive Stufen der Zivilisation regredieren, weil er ihrer archaischen Gewalt nichts entgegenzusetzen hat. Daher betonte Jung mehrfach die wichtige Rolle, welche die Riten und Symbole innerhalb der katholischen Kirche spielten, weil sie geeignete Gefäße waren, um die numinosen Kräfte des kollektiven Unbewußten zu kanalisieren und damit das Individuum vor den Gefahren einer unmittelbaren Konfrontation mit diesen zu schützen. Heute sind solche Formen bedeutungslos geworden, und daher können die Mächte des Unbewußten in ihrer ganzen Kraft an anderer Stelle viel stärker hervorbrechen.

Bemerkenswert ist an dieser Stelle, daß die szenische Darstellung innerhalb der Kirche entstand, daß am Beginn des Theaters das kultische Spiel stand. Mit zunehmender Verweltlichung entfernte es sich aus dem sakralen Raum und verlegte den Ort seiner Darbietung aus dem Kirchenschiff auf den Marktplatz, in den profanen Raum. Damit veränderten sich auch die zur Darstellung gebrachten Inhalte: stammten sie vorher aus dem geistigen Bereich des kollektiven Unbewußten, so beschäftigt sich das moderne Schauspiel vorwiegend mit persönlichen Schicksalen und ist darum nicht mehr an geistige Ursprünge angeschlossen. Infolgedessen bewirkt es auch keine echte Wandlung, weder beim Spieler noch beim Zuschauer, sei

172

die schauspielerische Leistung auch noch so perfekt. – Riten haben immer nur einen Sinn, wenn sie eine Wandlung miteinbeziehen, die vom Außen auf das Innen wirksam wird.

Sich in der initiatischen Arbeit der leibhaften Bilderfahrung den Regeln der Riten und des Rollenspiels zu stellen, wird für viele zunächst ein »Tanz in Ketten« sein, weil sie die Strenge der Regeln als total einengend empfinden. Erst wenn jemand sich trotzdem auf sie einläßt, kann er irgendwann entdecken, daß er gerade innerhalb ihrer Grenzen um so mehr Raum für die Entfaltung schöpferischer Kräfte gewinnt, bis die Zeit reif ist, daß sie auch nach außen hin wirksam werden können.

Für mich liegt der Vergleich mit einem Kloster strenger Observanz nahe. Es ist eine Erfahrungstatsache, daß z. B. Nonnen eines solchen Klosters innerhalb der sie nach außen abschirmenden Mauern ihre Kräfte sammeln und in größerer Freiheit schöpferisch sein können, als dies Angehörigen tätiger Orden möglich ist, die ständig mit der Außenwelt in Kontakt sind. Ebenso ist in einer geschlossenen Gruppe, die über mehrere Tage hin zur Selbsterfahrung und Geistesschulung, aber auch zur objektivierten Ausgestaltung zusammenkommt, ein tieferer Prozeß bei jedem einzelnen möglich, als wenn er z. B. jede Woche einen Abend an einer Gruppe teilnimmt. Im Grunde ist es das gleiche Prinzip wie beim hermetischen Gefäß in der Alchemie, das ja ein Symbol auf dem Individuationsweg darstellt: es ist ein Bild für den Schutz, den der innerseelische Prozeß nach außen hin braucht, um sich nicht zu verflüchtigen. Wo zuviel Aktivität in das Wirken nach außen verlegt wird und Energie überbordet, wird das Innen hohl und ohne Tiefe. Wird dagegen ein »heiliger Raum« geschaffen durch einen Temenos, stößt die aufbrechende Energie gegen eine Wand und wird wieder auf das Zentrum zurückgeworfen. Dadurch vollzieht sich Sammlung, der Prozeß gewinnt Vertiefung, die gleichsam spiralenförmig »abwärts« zu ihrer schöpferischen Quelle führt. – Ebenso wie ich eine wertvolle Pflanze, von der ich schönen Wuchs und eine edle Blüte erwarte, nicht wild wuchern lasse, sondern sie gewissen

Beschränkungen unterwerfe, z. B. bei der Züchtung großblumiger Chrysanthemen, müssen auch im Individuationsprozeß – um diesen geht es ja bei aller initiatischen Arbeit – die Energien gestaut werden. Emotionen auszuagieren sowie den blockierten Gefühlen und Bedürfnissen freien Lauf zu lassen, wie dies in manchen Gruppentherapien geschieht, verschafft zwar Erleichterung; andererseits geht jedoch dadurch sehr viel wertvolle Energie für den Wandlungsprozeß verloren. Davon abgesehen ist die Gefahr, sich mit den Emotionen zu identifizieren und in den Sog archetypischer Mächte zu geraten, sehr groß. Überall da, wo überpersönliche Räume sich auftun, bedarf es auch überpersönlicher Strukturen, die es dem Menschen ermöglichen, einzutreten, ohne sich mit dem archetypischen Geist, der in ihnen waltet, ineinszusetzen. Es braucht wohl nicht betont zu werden, daß der Übende sich solchen Räumen nur in wahrer Demut, d. h. in bewußter Aufnahme seiner menschlichen Grenzen, nähern darf.

Das Rollenspiel mit Masken bietet genügend ritualisierte Formen, in denen sich gestaute und verdrängte Energien in konstruktiver Weise artikulieren können. Rituelle Übungen sind Ausdrucksformen einer ganz besonderen geistigen Haltung, die für denjenigen notwendig ist, der sich an das kollektive Unbewußte herantasten will. Sie werden daher als ein Werkzeug vorgegeben, das den Dialog mit der Tiefenperson ermöglichen, vorbereiten und einschwingen soll. In dem Maß, in dem jemand im Ritual bleibt, verwandelt er sich. Wer z. B. einen »Mörder-Schatten« in sich entdeckt, kann diesen dadurch erst einmal in Schach halten, ohne sich mit ihm zu identifizieren, weil die langsame Gebärde oder rituelle Übungen Abstand schaffen. Der Mörder wird dargestellt und kann so leben und sich formulieren. Gerade infolge der Distanz, die das Ritual schafft, kann ein persönliches Getroffensein eher zugelassen werden, mit dem erst die für die Verwandlung notwendige initiatische Erfahrung gegeben ist. Geschah es durch eine Gestalt aus dem Kollektivschatten, muß diese durch rituelle Übung an das Persönliche angebunden werden: ein Teil dieser Gestalt muß ein Teil von mir werden, für den ich im Spiel wie im konkreten Leben die Verantwortung übernehme. Persönliches bzw. initiatisches Betroffensein meint dann z. B.: *den Mörder* in mir erkennen, die dadurch hervorgerufenen Emotionen in der rituellen Übung bündeln und auf diese Weise kanalisieren, um sie handhaben zu können. Von diesem Moment an kann ich nicht mehr so tun, als gäbe es diese mörderische Kraft in mir nicht. Ich muß mir ihrer bewußt bleiben und darf sie nicht mehr eliminieren, sondern muß mit dem Wissen um sie leben. Eine derartige mörderische Kraft verwandelte sich z. B. bei einer Frau einige Wochen später in die Gestalt *des Todes*. Darin liegt ein Qualitätsunterschied, ob sie als Mörder auftaucht, oder ob daraus der Tod als *der Tod* wird. Wenn sie *als* Tod auftritt, kann sie töten, ohne zu morden. *Der Tod* tritt ganz gezielt auf den Menschen zu, den er meint, und letztlich entgeht ihm niemand.

Durch die in solchem Spiel geschehende Transzendierung des Ich erlöst der Übende einen Teil seines Kollektivschattens. Welche Gestalt es auch sei, die in einem Menschen während des Umgehens mit Maske, Gebärde oder ritueller Übung wach wird – wichtig ist, daß er sie als eigene Teilpersönlichkeit erkennt und in einen Dialog mit ihr tritt. Wie ein solcher Dialog dann aussehen kann, zeigt das Beispiel einer Frau, die ihre Wut abgespalten hatte und in diesem Bereich stark mit Angst besetzt war. Sie mußte ihre Wut rituell einbinden, was über sogenannte »Wut-Tänze« in strengem Rhythmus geschah, damit das Persönliche nicht überhandnehmen konnte. Es gibt nämlich nicht nur »meine« und »deine« Wut, sondern auch *die Wut*, gleichsam als einen göttlichen Dämon. – Auch auf dem Papier gab die Frau durch rhythmische Zeichenbewegungen ihrer Wut Ausdruck – es ereignete sich sozusagen ein Tanz auf dem Papier. Aus den Schlagstrichen entstand bei geschlossenen Augen die Gestalt eines wütenden Dämons. Auf diese Weise wurde ihre Wut personifiziert und dadurch anschaubar, sowie dem Bewußtsein zugänglich. Sie war an den Archetyp »Wut« gekommen und erfuhr in sich selbst die gleiche Qualität wie in der gezeichneten Gestalt. Denn hinter jedem Gefühl steht ein Bild, das es sehen zu lernen gilt, weil der Mensch zunächst unbewußt darauf bezogen ist und aus ihm heraus handelt. Die Tiefenseele kann sich nur über Bilder ausdrücken. Das Gefühl wird in Anschauung genommen, bis das dahinterliegende Bild erkannt ist und eine aktive Imagination mit ihm möglich wird. – An diesem Punkt konnte die Frau in einen Dialog mit ihrer Wutgestalt treten, und damit kam nun auch das Wort hinein. Sie ließ die Wut sprechen, und es wurde spür- und sichtbar, daß ihre Situation nicht mehr nur ihre persönliche war, sondern in gleichem Maße menschheitlich und überraumzeitlich. Der Übergang von der Bild- auf die Wortebene entspricht dem von der matriarchalen auf die patriarchale Stufe. Zwischen beiden steht der bewußt handelnde Mensch.

Wesentlich auf dem Individuationsweg, der ja immer auch ein Ritualweg ist, aber auch im Spiel mit Masken ist, daß sich auch persönliche Situationen immer wieder an den Urbildern orientieren. Wenn z. B. durch Assoziation der König, der Bettler oder der Alte Mann ins Spiel kommt, dann ist bei Konflikten des eigenen Lebens immer auch von dieser archetypischen Figur auszugehen. Diese Regel orientiert sich am entelechialen Prinzip, von dem bereits früher die Rede war, ein Prinzip, das ebenso in der Natur wie in der Psyche herrscht: bei einer Pflanze z. B. bilden sich Wurzel, Stengel, Blätter und Blüten immer in der gleichen Reihenfolge. So kann ich auch an einem im Spiel dargestellten Prozeß ablesen, ob er sinnvoll verläuft oder nicht. Jeder muß z. B. *seinen* König darstellen und die Verkörperung *dieses* inneren Königs durchhalten. Das kann er jedoch nur, wenn er für seine eigene Entelechie transparent ist. Er bleibt so lange in dieser Rolle, bis er z. B. unköniglich handelt, durch die Gruppe gestürzt oder als alter König vom Gruppenselbst ersetzt wird, das ein Spielgeschehen steuert. Ein Gruppenselbst ist freilich nur dann aktionsfähig, wenn jedes einzelne Mitglied genügend Transparenz zur eigenen Entelechie hin entwickelt.

176

Im Anschluß an ein Spiel muß sich jeder die Frage stellen: wie baue ich die von mir über die Maske dargestellte Figur in mein Leben ein? – Denn Aufgabenbewältigung und Themastellung im Alltag klären und ändern sich, wenn das Spiel echt war. Jeder von uns trägt z. B. den König und damit das Königliche in sich. Ist er sich dessen noch nicht bewußt, so hat er noch keinen Zugang zu dieser Bildstufe gefunden, oder das Königsbild in ihm ist noch nicht angesprochen worden. Vielleicht wurde es durch Kindheitserfahrungen blockiert.

Welche Figur auch immer im Spiel auftaucht, zeigt, daß sie virulent geworden ist. Ihr Wesen sollte von nun an im Handeln des Spielers auch im Alltag durchsichtig werden.

Ein wahlloses Improvisieren in der Gruppe verstößt gegen die Spielregeln. Es wird dadurch verhindert, daß eine archetypische Gestalt als Prinzip wirksam werden und sich in der spielerischen Darstellung ausformen soll. An solchen Gestalten brechen sich Chaos und Willkür. Die ganz persönliche Ausformung ist nur an der überpersönlichen Gestalt möglich.

Ein Exercitium, dem sich jemand unterwirft, kann auch - meist in Einzelstunden – mantrische Formen annehmen. Hat der Übende sein aktuelles Problem formuliert, sollte er seine Aussage zunehmend mehr verdichten bis auf ein einziges Wort. Dies spricht er dann in ständiger Wiederholung in seinen Ausatem hinein wie ein Mantram. Dadurch tritt die Priorität des intellektuellen Begriffs zurück, und statt dessen wird das Wort als Träger mantrischer Schwingung erfahrbar. Die Stille zwischen den Worten muß dabei ganz bewußt wahrgenommen werden. Je mehr das Wort meditativ in die Tiefe sinkt, um so stärker wirkt die Veränderung von Atem und Stimme, und ein intensives inneres Raumgefühl entsteht. Es werden Qualitäten freigesetzt, die das Wort gleichsam durchtränken. Wir brauchen nun nicht mehr zu über-legen, was wir sagen, sondern können das Wort inspiratorisch in uns ein-fallen lassen. – Es ist dies ein »Inspiratorisches Sprechen«, bei dem darauf geachtet wird, daß der Atem stets vom Hara her kommt. Wenn der Übende ihn ganz zuläßt, fällt ihm Wesentliches ein, denn durch die geheimnisvolle mantrische Schwingung wird unsere eigene Wesenstiefe in Schwingung versetzt. Aus dieser Tiefenschicht können sich Worte lösen, die für unseren derzeitigen Entwicklungsprozeß Hinweise, Warnungen oder auch Deutungen übermitteln.

Auch in dieser Form wird eine starke Ichtranszendierung erreicht, aber außerdem ganz konkrete atem- und stimmtherapeutische Arbeit geleistet. Es ist wichtig, solche Übungen auch mit Maskenspielern zu machen, weil sie zu jener Stille hinführen, die nötig ist, um für das Überpersönliche der eigenen Tiefe während des Spiels transparent zu werden. Erst dann wird eine Antwort von der eigenen Führungsinstanz her möglich. Das Wort und der individuelle Mythos werden Fleisch und haben damit eine neue Dimension gewonnen, die sich von der Ebene des Nur-Persönlichen unterscheidet. Jetzt kann ein Größeres ins Innesein treten, und damit beginnt die eigentliche aktive Arbeit am Schicksalsleib.

Ob in der Einzelstunde oder in der Gruppenarbeit – oberstes Gebot ist es, sich für den schöpferischen Geist zu öffnen, der in der eigenen Tiefe wohnt und wirkt.

Ich möchte nun anhand von vier Maskenfotos die bisher dargestellte Theorie noch etwas konkretisieren. (Leider gehören sie nicht zu einem der erwähnten Beispiele – davon war mir nichts zugänglich.)

Die erste Maske ist benannt: »Das Kind, in diese Welt gesetzt.« Die Hand vor dem Mund, die Schweigen gebietet, will sagen: »Das, was ich sehe, kann ich nicht sagen.« Die Frau, die sich darin gespiegelt sieht, hat in der Kindheit ein ungeheures Entsetzen erlebt. Sie flüchtete sich davor in eine Haltung, mit der sie die Forderung an sich stellte: »Nur sehen, nicht sprechen!«

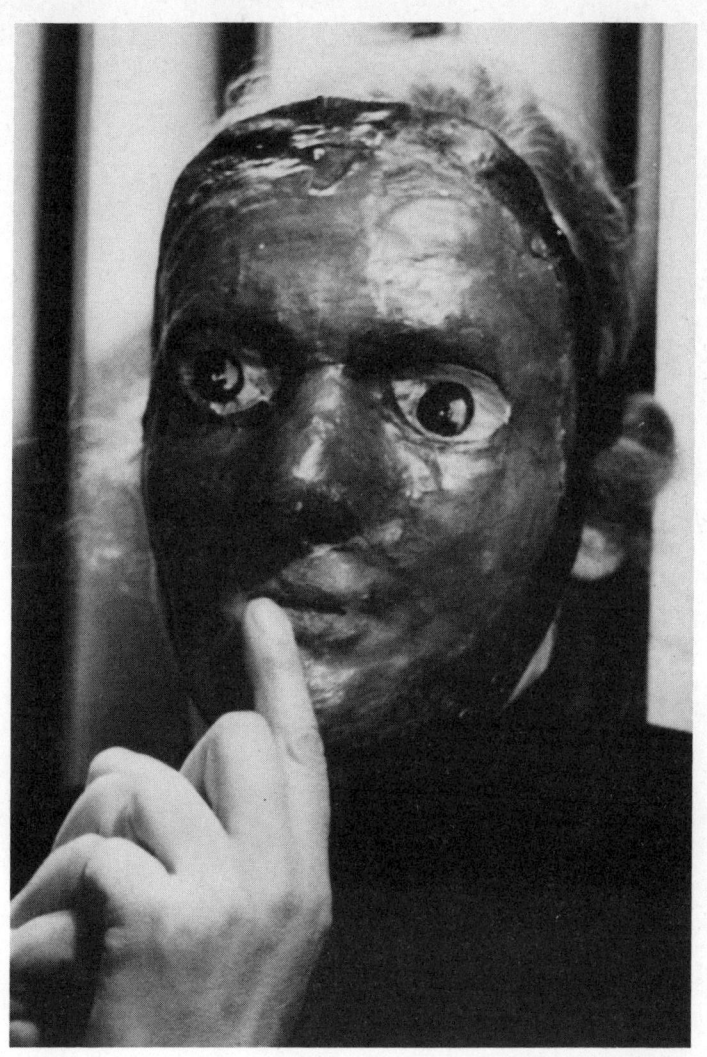

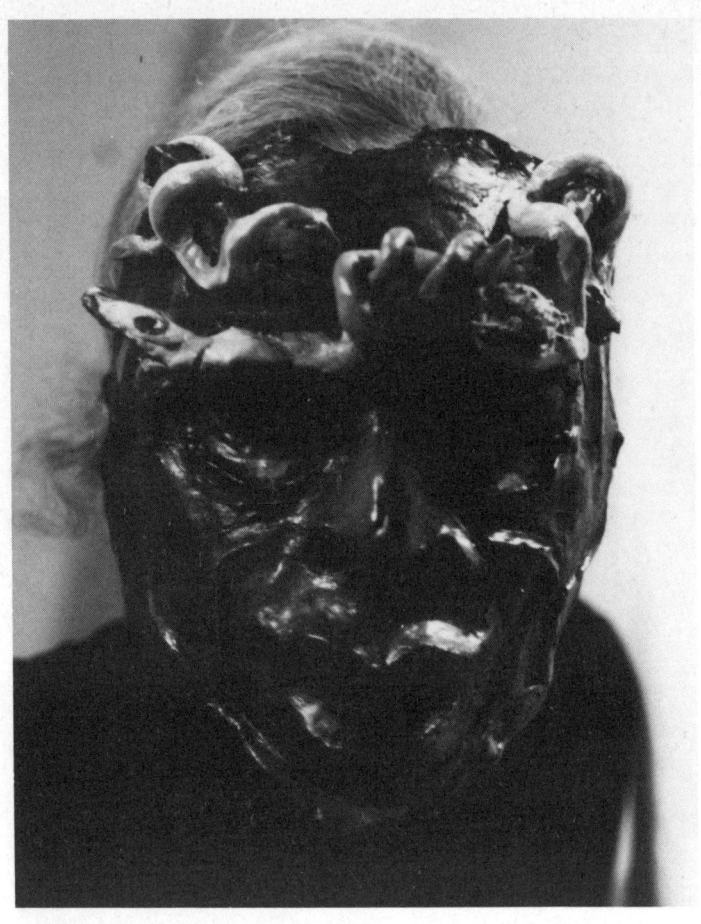

Als »Graue Mutter« – so heißt die nächste Maske – stellt sich
eine Spielerin dem inneren Dialog. Im Spiel erfuhr sie sich
immer wieder als Medusa, die sich von grauen Bleikugeln
ernährte. Gegen Schluß gebar sie dann ein Kind aus ihrem
Schlüsselbein, welches sie verschlang. Eine Flamme entstand
daraufhin in ihrem Bauchraum, an der sie selbst verbrannte.
Die sich darstellende Spielerin brachte immer neu zum
Ausdruck, wie sehr sie in sich die Gefahr einer Atomkraft
spürte.

In der beeindruckenden und ansprechenden Gestaltung der dritten Maske ist es einer Spielerin gelungen, die ganze Ambivalenz ihrer Gefühle einzufangen: »Ich, Maria Magdalena, bin schuldig – aber ich habe Jesu Füße gewaschen«, schreibt sie dazu.

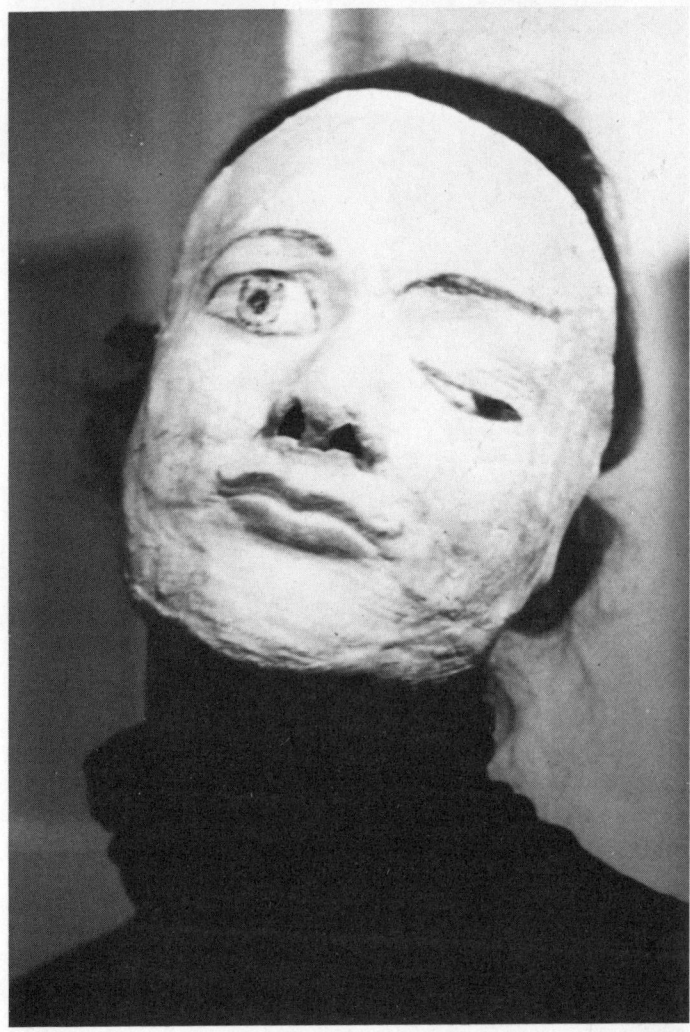

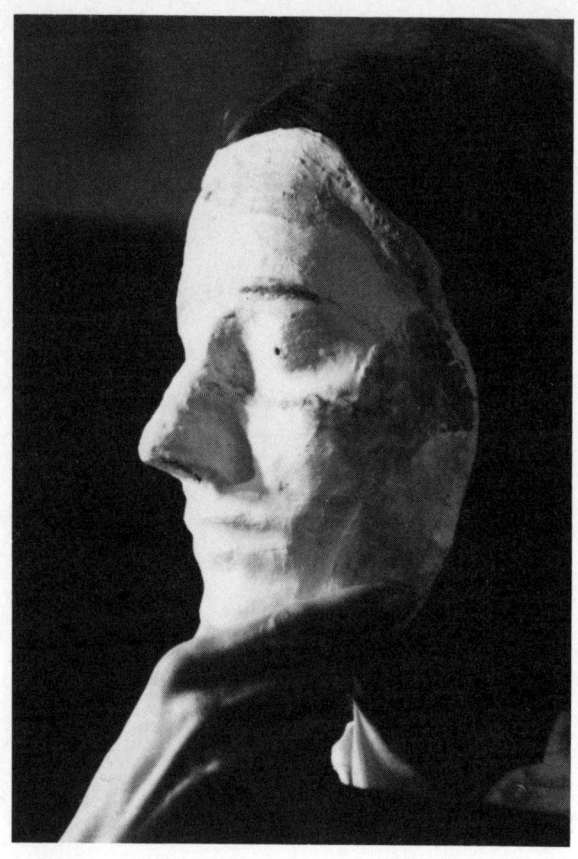

In der letzten Maske scheinen Tod und Leben gleichermaßen eingefangen zu sein. Ein Hauch von Ewigkeit liegt über ihr. Dazu paßt ihre Benennung: »Assylaya, uralte Seele.« Liebe und Hoffnung waren im Spiel ihre Themen. Daher formulierte sie folgende Aussagen: »Wahrheit und Liebe bringt Erlösung vom ewigen Kreis der Natur. – Wahrhafte Liebe wird sie erlösen von Tod und Leben.«

Am Prozeßverlauf einer Frau, Irmgard, deren Spiel ich selbst miterlebte, möchte ich das im theoretischen Teil Gesagte etwas mehr veranschaulichen.

Auf die Eingangsfrage hin: »Woran erinnert dich deine Maske?« fühlte Irmgard sich in der Imagination spontan nach Pompei in die »Villa dei Misteri« versetzt, sah dort die Büste eines Römers und auf dem Wandgemälde eine Mystin, welche vor ihrer Einweihung stand. Die Priesterin sagte zu ihr: »Du bist noch zu weich! Lerne zuvor noch von der Härte dieses Mannes!« Sie wies dabei auf die Büste. – Wieder in der Gruppe, glaubte Irmgard, die Rolle der Härte darstellen zu müssen, um sich mit ihrer eigenen Weichheit konfrontieren zu können. »Wer verbietet dir, die Rolle der Mystin zu spielen?« fragte der Leiter. Sie erkannte plötzlich, daß sie selbst – nicht die Institutionen – sich die Gesetze gab, unter denen sie litt. Da spürte sie, daß die Rolle der zu »weichen Mystin« ihr die Chance bot, zu einer fruchtbaren Synthese von Weichheit und Härte zu finden.

Als jeder seine Rolle entdeckt und benannt hatte, mußte er sich in ihr den übrigen Gruppenmitgliedern vorstellen und dabei zur Bühne treten. Die Mystin blieb vor den Stufen stehen und sagte:

> Ich bin die Mystin,
> warte auf meine Einweihung.
> In meinen Händen die Opferschale.
> Die Priesterin heißt mich warten:
> Ich sei noch zu leicht verwundbar,
> mein Herz noch nicht geformt,
> den Kampf des Lebens zu bestehen
> und den Gesetzen die Stirn zu bieten.

Daß der einzelne innerhalb eines Gruppengeschehens stand, verdeutlicht die nachfolgende Aufgabe: »Jeder setze sich zu den anderen Rollen in Beziehung, z. B.: wie habe ich als Mystin erlebt, was gespielt wurde?«

Das setzte innere Offenheit und Aufmerksamkeit gegenüber jeder anderen Rolle in der Gruppe voraus. Dafür war der

Wechsel zwischen gemeinsamem Spiel und Einzelaufgabe besonders geeignet. Für diese zog sich jeder eine bestimmte Zeit zurück, nicht nur, um eine Antwort zu finden, sondern um diese auch kurz und *wesentlich* zu formulieren. – Diese eingeschobene Form strengen Einzelexercitiums, immer wieder zu reflektieren und prägnant ins Wort zu nehmen, wo der einzelne in seinem Bezug zum Ganzen stand, forderte jeden Teilnehmer von Anfang bis Ende und ermöglichte ihm außerdem, an seinem eigenen inneren Prozeß fortwährender Klärung und Wandlung aktiv Anteil zu nehmen. Eine Hilfe dabei bot ihm z. B. die Frage am Ende des zweiten Tages: »Was war heute besonders wichtig für mich?«

Für die Mystin bedeutete es ein weiteres Exercitium und nicht wenig Mut, ihre Erkenntnisse vor der Gruppe aussprechen zu müssen. Doch es gelang ihr, ihre Unsicherheit zuzulassen und zu formulieren:

> Zittern und Angst zuzulassen,
> wird mir mehr Festigkeit geben
> als die ausdruckslose Maske
> geborgter Sicherheit.

Diese Aussage läßt ahnen, was an Auseinandersetzung mit ihrer Autoritätsgläubigkeit stattgefunden haben mußte, bis sie zu solcher Erkenntnis vordringen konnte. Was sie um der geforderten Kürze willen nicht aussprach, was für sie aber eine wichtige innere Erfahrung innerhalb dieses Ringens war, soll hier hinzugefügt werden, weil es deutlich macht, wie sie schließlich zur Einsicht in die Notwendigkeit ihres Schattens gelangte:

> Angst vor Richterspruch und Strafe tötet.
> Durchlebte Angst vor dem Dunkel
> verwandelt.
> Das reine Licht versengt.
> Der Schoß des Dunkels
> muß ihm Partner sein.

An diesen Zeilen wird sichtbar, wie Persönliches sich aufgrund des gesetzten Rahmens ganz von selbst in ein allgemeingültiges Gewand kleidet, ja, wie sogar bei einem Menschen, der die Kraft des Wortes besitzt, sie aber zu wenig schöpferisch nützt, diese dann unbeabsichtigt zum Tragen kommen kann.

Den Bezug zwischen Spielgeschehen und eigener Realität sprechen die folgenden drei Fragen an, die nur mit je einem Satz beantwortet werden durften:

1. Wie begann meine Rolle?
2. Was begegnete mir?
3. Wo stehe ich jetzt?

Die Mystin formulierte: Ich begann mit der Konfrontation von Härte und Weichheit. Mir begegnete die Angst vor Richterspruch und Strafe. Ich stehe zu ihr und will sie verwandeln.

Ein letztes Spiel brachte die bisher vermiedene Konfrontation einiger Rollen miteinander und entsprechende Klärung. Daraus ergaben sich drei weitere Fragen, deren Beantwortung nur auf je ein einziges Wort verdichtet werden sollte. In einem »Hintreten vor Gott« wurden die drei Worte zu einem Mantram. Jeder einzelne durchschritt den ganzen Raum, der langgestreckt war, von einem Ende bis zur Bühne am anderen Ende, die Augen dabei fest auf ein Meditationsbild an der Wand gerichtet. Jedem Schritt korrespondierte eines der drei Worte unter Einhaltung ihrer Reihenfolge und die Ausatembewegung. Durch diese wiederholende Intensivierung wurde eine Verinnerlichung erzielt, die auch in einer Veränderung der Stimme zum Ausdruck kam. Die Mystin erlebte mit zunehmender Annäherung an den »Altar«, wie in einer Art innerer Reinigung alles Überflüssige mehr und mehr abfiel und ihre Stimme immer klarer und durchlässiger wurde, so daß schließlich »Es« aus ihr sprach:

Gesetz   *Kraft*   *Verwandlung*

Nachwort

Wie im Geleitwort von Dürckheim bereits erwähnt, ist das vorliegende Buch praxisbezogen. Es wird daher auf die Herstellung historischer Bezüge und Zusammenhänge mit anderen therapeutischen Methoden bewußt verzichtet. Den daran interessierten Leser verweise ich auf das Buch von Rüdiger Müller: »Wandlung zur Ganzheit« (1981 bei Herder). Eine Darstellung praktischer Methoden schließt ein, daß diese nicht als endgültig und voll ausgereift verstanden werden wollen, sondern als in Weiterentwicklung begriffene. Was Dürckheim für den Individuationsweg als solchen betont, gilt auch hier: »Der Weg selbst ist das Ziel«, und daher kann es nie ein Ziel im Sinne eines Abschlusses geben.

Für Beratung und helfende Korrektur möchte ich folgenden »Schülern« von Hippius und Dürckheim herzlich danken: *Conny Kleyn* für »Personale Leibtherapie«; *Helga Leupold* für Kulttanz sowie Ausdrucks- und Bewegungsübungen; *Regine Widmann* für »Geführtes Zeichnen«; *Heinz Deuser* für »Tast- und Gestaltübung am Tonfeld«; *Volker Deutsch* für »Initiatische Erfahrung in der Musik«; *Bert Kemming* für »Mandalazeichnen; *Wolfgang Stefan Keuter* für »Aktive Imagination als leibhafte Bilderfahrung«; *Norbert Maier* für »Provokations«-Übungen; *Albrecht Ostertag* für Kinomichi.

Auch allen, die mir ihre Bilder zur Verfügung stellten und bereitwillig die erforderlichen persönlichen Ergänzungen dazu mitteilten, gilt mein Dank. Ihre Namen wurden dabei geändert, um Identifizierungsmöglichkeiten auszuschließen.

In besonderer Weise fühle ich mich *Graf Dürckheim* und *Maria Hippius* zu Dank verpflichtet. Graf Dürckheim als langjährigem Wegbegleiter verdanke ich sowohl meine Einführung in den initiatischen Weg als auch meine erste Berührung mit der

Jungschen Tiefenpsychologie. Zum Gelingen dieses Buches trug vor allem Maria Hippius entscheidend bei. In vielen Gesprächen teilte sie mir die bisher unveröffentlichte Grundlage ihrer Therapie mit und sichtete kritisch meine Verarbeitung dieses Materials.

Literatur

Adler, Gerhard: Zur Analytischen Psychologie, Zürich; Rascher, 1952.

Analytische Psychologie, Bd. 11, Nr. 3–4, 1980.

Barz, Helmut: Selbsterfahrung. Tiefenpsychologie und christlicher Glaube. Stuttgart: Kreuz, 1973.

Deuser, Heinz: Tast- und Gestaltübung am Tonfeld. In: Rütte, Mitteilungsblatt, 1977.

Dürckheim, Karlfried Graf: Der Alltag als Übung. Vom Weg zur Verwandlung. Bern-Stuttgart: Huber, 3. Aufl. 1970.

Ders.: Durchbruch zum Wesen. Aufsätze und Vorträge. Bern-Stuttgart: Huber, 4. Aufl. 1968.

Ders.: Erlebnis und Wandlung. Weilheim: O. W. Barth, 1978.

Ders.: Die Bedeutung des Leibes in der Psychotherapie. In: Dialog über den Menschen. Festschrift für Wilhelm Bitter zum 75. Geburtstag. Hrsg. von Gerhard Zacharias. Stuttgart: Klett-Cotta, 1968, S. 16–50.

Ders.: Meditieren – wozu und wie. Freiburg: Herder, 1976.

Ders.: Der Ruf nach dem Meister. Weilheim: O. W. Barth, 1972.

Ders.: Meditative Praktiken in der Psychotherapie. In: Die Psychologie des 20. Jahrhunderts, Bd. 3, S. 1295–1309. München: Kindler, 1977.

Ders.: Werk der Übung – Geschenk der Gnade. In: Geist und Leben, Heft 5/1972. Würzburg: Echter.

Ders.: Vom doppelten Ursprung des Menschen. Herder-Taschenbuch 480. Freiburg, 1973.

Ders.: Überweltliches Leben in der Welt. Der Sinn der Mündigkeit. Weilheim: O. W. Barth, 4. Aufl. 1972.

Ders.: Vom initiatischen Weg. Im Gespräch mit Friedrich Wulf. In: Geist und Leben, Heft 6/1977, S. 458–467. Würzburg: Echter.

Ders.: Im Zeichen der Großen Erfahrung. Weilheim: O. W. Barth, 1974.

Evola, Julius: Über das Initiatische. In: Antaios, Bd. VI/2, 1964. Stuttgart: Klett/Cotta.

Gebser, Jean: Ursprung und Gegenwart, Bd. 1–2. München: dtv, 1973.

Graubner, Hildegund: Personale Leibtherapie. In: Rütte, Mitteilungsblatt 1979.

Govinda, Angarika: Durchbruch zur Transzendenz. In: Transzendenz als Erfahrung. Festschrift zum 70. Geburtstag von Graf Dürckheim. Weilheim: O. W. Barth, 1966.

Heyer, Gustav Richard: Vom Aufbau des Unbewußten. In: Psychologie und Psychotherapie Heft 1/1953, S. 432–443.

Ders.: Der Organismus der Seele. Geist und Psyche 2036/37. München: Kindler, 1958.

Hippius, Maria: Am Faden von Zeit und Ewigkeit. In: Transzendenz als Erfahrung. Festschrift zum 70. Geburtstag von Graf Dürckheim. Weilheim: O. W. Barth, 1966.

Dies.: Beitrag aus der Werkstatt. In: Transzendenz als Erfahrung. Festschrift zum 70. Geburtstag von Graf Dürckheim. Weilheim: O. W. Barth, 1966.

Dies.: Über Negative Transzendenz. In: Rütte, Mitteilungsblatt, Nr. 4, Dezember 1971, S. 1–4.

Dies.: Das geführte Zeichnen als Exercitium ad integrum. In: Rütte-Mitteilungsblatt, Nr. 6, Dezember 1973.

Jung, C. G.: Werkausgabe, Olten: Walter, 19 ff. – In diesem Buch zitiert:
Zwei Schriften über Analytische Psychologie, Bd. VIII, 1971.
Die Archetypen und das Kollektive Unbewußte, Bd. IX, 1, 1976.
Zur Psychologie westlicher und östlicher Religion. Bd. XI, 1973.
Psychologie und Alchemie. Bd. XII, 1972.
Praxis der Psychotherapie. Bd. XVI, 1976.

Ders.: Erinnerungen, Träume, Gedanken. Olten: Walter, 8. Aufl., 1971.

Ders.: Das Geheimnis der Goldenen Blüte. Olten: Walter, 3. Aufl., 1971.

Ders.: Seelenprobleme der Gegenwart. Olten: Walter, 1973.

Müller, Rüdiger: Wandlung zur Ganzheit. Die Initiatische Therapie nach Karlfried Graf Dürckheim und Maria Hippius. Freiburg: Herder, 1981.

Neumann, Erich: Amor und Psyche. Olten: Walter, 2. Aufl. 1979.

Ders.: Die Bedeutung des Erdarchetyps für die Neuzeit. In: Eranos-Jahrbuch XXII/1953. Frankfurt/Main: Insel.

Ders.: Das Kind. Zürich: Rhein, 1963.

Ders.: Krise und Erneuerung. Zürich: Rhein, 1961.

Ders.: Die Große Mutter. Olten: Walter, 1974.

Ders.: Der Mystische Mensch. In: Neumann, Umkreisung der Mitte, Bd. I: Kulturentwicklung und Religion, S. 137–199. Zürich: Rascher, 1953. Taschenbuchausgabe: Kulturentwicklung und Religion. Frankfurt: Fischer Taschenbuch, 1978.

Ders.: Die mythische Welt und der Einzelne. In: Umkreisung der

Mitte, Bd. I: Kulturentwicklung und Religion, S. 65–136. Zürich: Rascher, 1953. Taschenbuchausgabe: Kulturentwicklung und Religion. Frankfurt: Fischer Taschenbuch, 1978.

Ders.: Narzissmus, Automorphismus und Urbeziehung. In: Studien zur Analytischen Psychologie. Zürich: Rascher, 1955.

Ders.: Zur psychologischen Bedeutung des Ritus. In: Umkreisung der Mitte, Bd. I: Kulturentwicklung und Religion, S. 1–64. Zürich: Rascher, 1953.

Ders.: Der schöpferische Mensch. Zürich: Rhein, 1959.

Ders.: Ursprungsgeschichte des Bewußtseins. Olten: Walter, 1971.

Ders.: Die Psyche und die Wandlung der Wirklichkeitsebenen. In: Eranos-Jahrbuch XXI/1952. Frankfurt/Main: Insel.

Peltzer, Ruth: Transparenz in der Arbeit am Leib. In: Transzendenz als Erfahrung. Festschrift zum 70. Geburtstag von Graf Dürckheim. Weilheim: O. W. Barth, 1966.

Rütte: Mitteilungsblatt der Gesellschaft zur Förderung der Existential-psychologischen Bildungs- und Begegnungsstätte Todtmoos-Rütte e. V., 1977 und 1979.

Sander, Friedrich: Inbild und Gestalt – Goethes Selbstgestaltung. In: Transzendenz als Erfahrung. Festschrift zum 70. Geburtstag von Graf Dürckheim. Weilheim: 1966.

Schlegel, Leonhard: Grundriß der Tiefenpsychologie Bd. 4, München: Francke/UTB, 1973.

Wehr, Gerhard: Der Begriff der Individuation bei Jung. In: Die Psychologie des 20. Jahrhunderts, Bd. 3, S. 787–799.

Stanley Keleman

Leibhaftes Leben

Wie wir uns über den Körper wahrnehmen und
gestalten können

119 Seiten. Kartoniert

Stanley Keleman verbindet in origineller Weise Elemente der Bioenergetik mit Grundgedanken seines deutschen Lehrers, Graf Dürckheim, über lcibbezogene personale Entwicklung. Mit diesem Buch legt er ein Gesamt-
konzept körperlicher Wirklichkeit vor.

Leibhaftes Leben geschieht für Keleman, indem wir uns
über den Körper wahrnehmen und immer wieder neu
gestalten. Dieser Prozeß der Selbstformung verläuft über
drei Stufen: Trennung und Rückzug (»Endungen«);
Entgrenzung und Heranreifen des Neuen (»Mittel-
grund«); leibliche und zwischenmenschliche Konkreti-
sierung (»Formbildung«). Keleman gibt Übungen an, die
auf jeder dieser Stufen angewandt werden können.

Leibhaftes Leben ist die Art und Weise, wie ich mit meiner Geschichte, mit anderen Menschen und mit dem
Kosmos in Verbindung trete, ist Teilhabe an dieser um-
fassenden Wirklichkeit. Das schließt für Keleman eine
»Ethik des Leibes« ein. Sie geht davon aus, daß Liebe in
unserem biologischen Sein verwurzelt ist, und verwirklicht sich über den Prozeß der Selbstformung.

Kösel-Verlag München